鎌田實の
大人の健脳ドリル101

Cover design：麻生 愛
Cover photo：清水朝子

体も脳も
どっちも大事

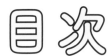

目次

JN025992

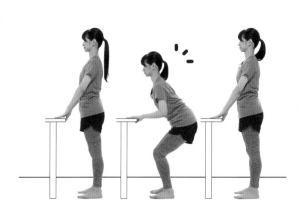

もの忘れ・認知症を予防！
体も脳も楽しく鍛える

いつまでも元気に機嫌よく過ごすには、運動と食事、
規則正しい生活をすることが大事です。
加えて、有酸素運動のあとに脳トレを行うと認知機能が高まることもわかってきました。
毎日楽しみながら取り組みましょう。

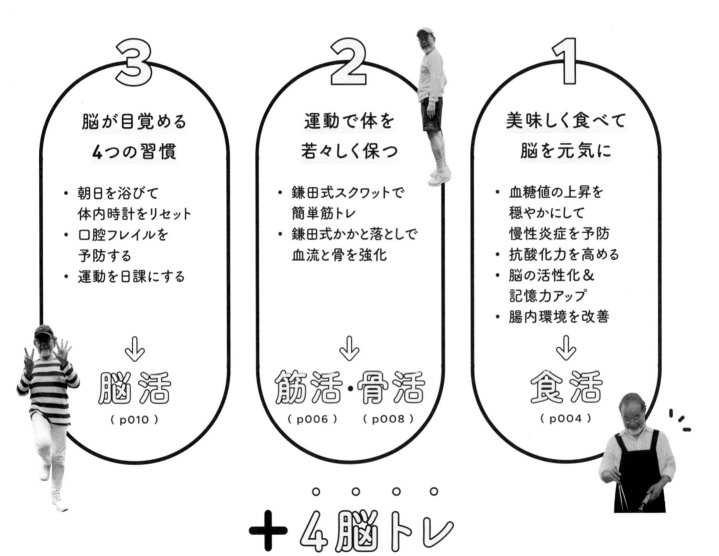

3 脳が目覚める 4つの習慣

- 朝日を浴びて
  体内時計をリセット
- 口腔フレイルを
  予防する
- 運動を日課にする

↓

脳活
(p010)

2 運動で体を 若々しく保つ

- 鎌田式スクワットで
  簡単筋トレ
- 鎌田式かかと落としで
  血流と骨を強化

↓

筋活・骨活
(p006)　(p008)

1 美味しく食べて 脳を元気に

- 血糖値の上昇を
  穏やかにして
  慢性炎症を予防
- 抗酸化力を高める
- 脳の活性化＆
  記憶力アップ
- 腸内環境を改善

↓

食活
(p004)

＋4脳トレ

毎日の習慣で認知症を遠ざけよう！

CHECK

今の認知機能をチェック！

テスト**2**

下の写真と同じ形になるように、
指示に従ってまねしてください。

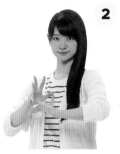

今度は左手の親指と右手の小指、左手の小指と右手の親指をくっつけてください。

両手の親指と小指、手首をつけて、写真のようにチューリップのような形を作ってください。

テスト**1**

以下の質問であてはまるものに✔を入れてください。

- ☐ 何度も同じ話をする
- ☐ 水道の水が出しっぱなし
- ☐ 同じ商品を買っていた
- ☐ 「あれ」「これ」で話す
- ☐ 外出が減った
- ☐ 服装などに無頓着
- ☐ 趣味が楽しめない
- ☐ 家電の操作にまごつく
- ☐ 会計時に小銭を使わなくなった
- ☐ 今日の日付が出てこない

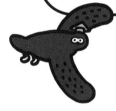

いかがでしたか？
上のテスト1は、MCI（軽度認知障害）のセルフチェックテストです。
3つ以上該当するとMCIの可能性が。
テスト2は空間認知力をみるテストです。1つ目はできたのではないでしょうか。
手を回転させる2の形ができなかった人は
空間認知能力が低下している可能性があります。
本書で紹介する運動や食事、生活習慣、脳トレを行うとともに、
気になるようなら専門医を受診してみることをおすすめします。

"楽しい目標"を作って認知症を遠ざける

年齢を重ねると、運動不足や肥満などの生活習慣から体のあちこちに「慢性炎症」を起こし、認知症へと発展するケースが少なくありません。フレイルには3つあり、口の周りの筋肉の衰えや歯周病で食が細くなることで起こる口腔フレイル、栄養不足になって筋肉量が減ると身体的フレイル、体を動かさずに家に閉じこもってしまう社会的フレイルに進行しかねないので注意が必要です。

近年、有酸素運動のあとに脳トレをすると認知機能が高まることがわかってきました。しっかり食べて、運動をしたあとに脳トレを行えば、毎日の生活によいサイクルが生まれます。僕は、スキーやジャズを楽しむために、日々いろいろなことにチャレンジしています。まずは身近な目標をみつけて、健康的な生活を楽しみましょう。

CHECK 1 血糖値の上昇を穏やかにして慢性炎症を予防

ポイントは食物繊維

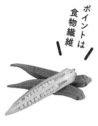

炭水化物は白より茶色

炭水化物は3大栄養素の一つだから、まったく食べないのはダメ。食物繊維が豊富で血糖値の急上昇を防ぎ、慢性炎症を遠ざける茶色いものを選ぼう。

ネバネバ食材

ムチンや水溶性食物繊維が糖の吸収を穏やかにして血糖値の急上昇を抑える。白米やうどんが食べたいときは、ネバネバ食材を一緒に摂ろう。

CHECK 2 抗酸化力を高める

若々しい脳を保とう

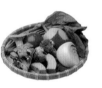

野菜はみそ汁やジュースで

1日350gは摂りたい野菜。具だくさんみそ汁やジュースにするだけで200g程度は摂れてしまう。不足分は食事で補えばバッチリだ。

コエンザイムQ10を食卓に

イワシやサバ、ホウレンソウ、ブロッコリーなどに多く含まれる。脳に直接届き活性酸素から守る働きがある脂溶性の抗酸化物質だ。

ビタミンEで相乗効果

コエンザイムQ10と一緒に摂ることで効果が高まるのがビタミンE。おやつには、甘いものより少量のナッツがおすすめ。

食活

老化は口から!?
美味しく食べて脳を元気に

認知症を遠ざけるには、慢性炎症を防ぐために血糖値を抑え、脳を活性化する食べ方が重要です。また、口の筋肉の衰えや歯周病で食べられなくなる「口腔フレイル」を防ぐことも大切です。若々しい体と脳のために、「食べる」ことについて改めて確認しましょう。

CHECK

3 脳の活性化&記憶力アップ

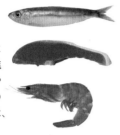

DHAやEPAで老化を防ぐ

DHAは脳の神経細胞に働きかけて認知症の進行を抑制する。サケやエビなどの赤い色素のアスタキサンチンには、酸化を防ぐ働きも。

高カカオで生活習慣病も改善

カカオ70%以上のチョコレートに含まれるカカオポリフェノールには、認知機能や血圧、動脈硬化、コレステロールの改善効果も。

脳の老化をくい止める

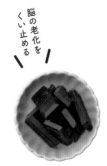

脳の神経細胞を活性化

エゴマ油は脳活性の救世主。熱に弱いので、スプーン1杯を食べる直前にかけよう。卵に含まれるコリンは認知機能の維持に不可欠。

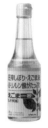

CHECK

4 腸内環境を改善

発酵食品を組み合わせる

腸内環境を整えることは認知症予防にもつながる。違う菌を含む発酵食品を組み合わせて食べることで、善玉菌を活性化させよう。

善玉菌を活性化させる！

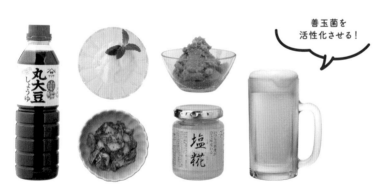

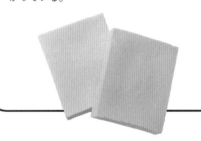

RECOMMEND

高野豆腐がオススメ！

高野豆腐は、LDLコレステロールや中性脂肪、血糖値を下げる作用があるレジスタントタンパク質が豊富。脳を活性化するレシチン、筋肉と骨を作るタンパク質、老化予防のビタミンEなども含まれる。実験によって、1日1枚を「鎌田式速遅歩き」(p12) のあとに食べると慢性炎症を抑える効果が高まることがわかっている。

食活で老化を吹き飛ばす

糖尿病の人は健康な人の2倍も認知症になりやすいといわれています。

食事は認知症予防に必要な、慢性炎症や虚弱（フレイル）の予防に大きくかかわっていて、血圧や血糖値、肥満などが慢性炎症に発展するか否かは食活にかかっているともいえるのです。

毎日の食事で抗酸化力を高め、脳を活性化させる野菜、魚、ナッツ類、チョコレートなどをうまく取り入れることが大切です。青魚は週に2〜3回、野菜は毎日、筋肉に必要なタンパク質だって3食の中でバランスよく摂ってほしい。いろいろな種類の発酵食品を組み合わせて食べることで腸内環境が整うと、免疫力が高まり、さまざまな疾患のリスクを抑えることもできます。

食事は人生の大きな楽しみです。僕は好きなものを食べるためにも、食べる順番や組み合わせを工夫して〝これならセーフ〟という食べ方をしています。

筋活

若さのカギは太ももにあり！
鎌田式スクワットで簡単筋トレ

太ももを鍛えると、若返りホルモンといわれる「マイオカイン」が分泌され、高血圧や糖尿病、がん、うつ病、認知症などの、体や心のリスクを下げてくれます。筋肉をキープし、膝の関節痛の軽減や下半身の引き締め効果も期待できるので、毎日続けましょう。

始める前に

まずは下の方法を何回か行ってみましょう。この動きを1日10回×3セット行うだけでも足腰は鍛えられます。大丈夫そうなら、左の鎌田式スクワットに進みましょう。

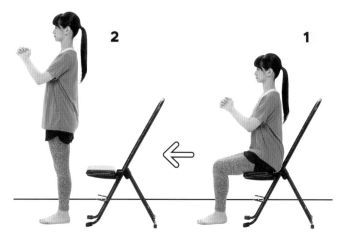

2 足を肩幅に広げて椅子からゆっくりと立ち上がり、ゆっくりと1に戻る。

1 椅子を用意して腰かけ、胸の前で手を組む。

《 ココに注意 》　《 慣れるまでは 》

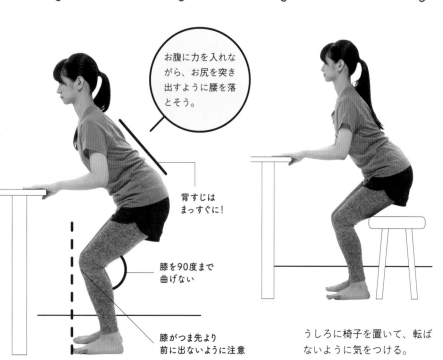

お腹に力を入れながら、お尻を突き出すように腰を落とそう。

背すじはまっすぐに！

膝を90度まで曲げない

膝がつま先より前に出ないように注意

うしろに椅子を置いて、転ばないように気をつける。

1日10回×3セット

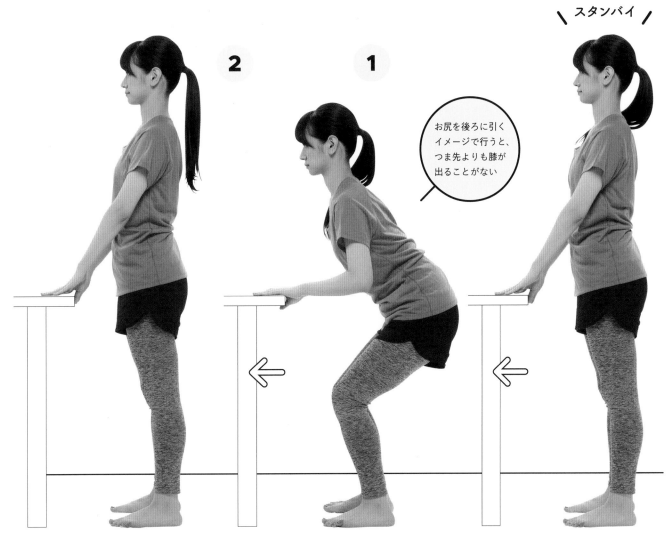

スタンバイ

お尻を後ろに引く
イメージで行うと、
つま先よりも膝が
出ることがない

2
ゆっくりと膝を伸ばして、
元の姿勢に戻る。

1
ゆっくりと膝を曲げながら
腰を落とす。そのまま呼吸
をしながら5秒キープする。

テーブルやシンクなど、安
定したものにつかまって両
足を肩幅に広げて立つ。

"鎌田式"は簡単なのに効果絶大

鎌田式スクワットは、膝や腰に負担をかけずに効果が得られる方法です。長年いろいろなところでスクワットを教えてきましたが、正しくできている人がとても少ないことに驚かされます。そのため、誰もが効果を得られる方法として考えたのが、この鎌田式スクワットです。

なぜスクワットがいいかというと、若返りホルモンといわれるマイオカインを最も効率よく分泌するのが太ももの筋肉だからです。マイオカインは認知症リスクを下げるだけでなく、血糖値や血圧を下げ、脳卒中、がん、うつ病など、さまざまな病気を予防する効果があるのです。

筋肉を鍛えることでテストステロンというやる気ホルモンが分泌されたり、下半身が引き締まります。有酸素運動と筋トレを組み合わせることで認知機能が改善されるので、まずは毎日続けて習慣にしてください。

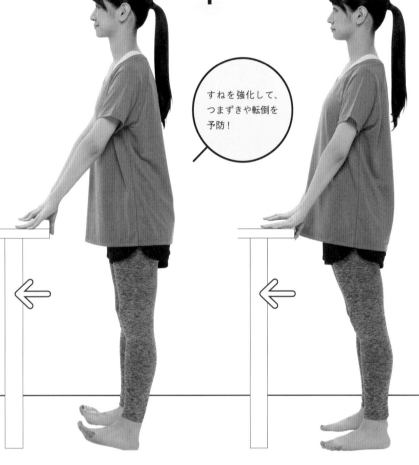

イチ

1

スタンバイ

すねを強化して、つまずきや転倒を予防！

かかとを床につけたまま、つま先を上げる。

テーブルにつかまって足を肩幅に広げ、背すじを伸ばして立つ。

骨活

「イチ、ニ、サン……」とリズミカルに刺激

鎌田式かかと落としで血流と骨を強化

毛細血管は加齢とともに減少して認知症や骨粗しょう症を招きかねません。手軽にどこでもできる鎌田式かかと落としで、毛細血管をしっかり刺激して脳の血流をよくし、骨を強化することで生活習慣病を撃退しましょう。

POINT

「鎌田式」のポイント

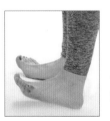

すねの筋肉を意識して、つま先を上げる。

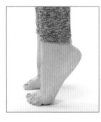

ふくらはぎの筋肉を意識して、かかとを上げる。

1日10回 × 3セット

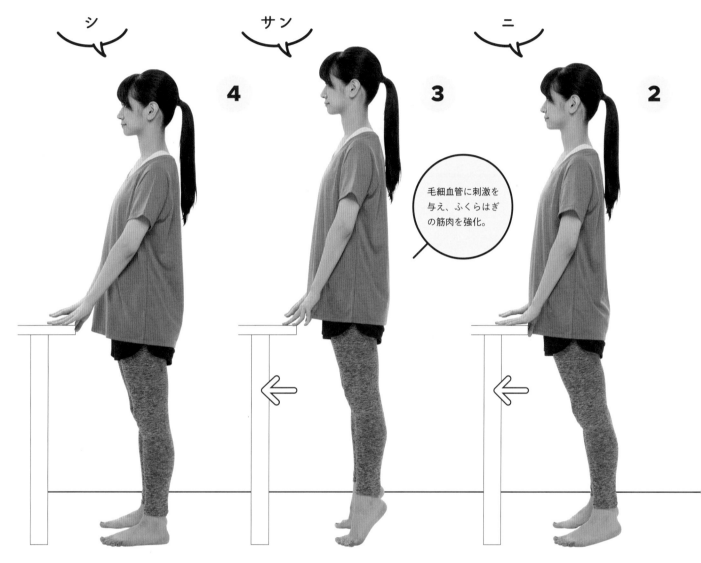

シ

4

ストンと床にかかとを落とす。

サン

3

さらにかかとを上げ、ピンと背すじを伸ばす。

ニ

2

つま先を下ろし、同時にかかとを少し上げる。

毛細血管に刺激を与え、ふくらはぎの筋肉を強化。

1時間に2分の軽い運動で短期記憶を高機能に

かかと落としの効果は、ストンとかかとを落としたときに骨を再生する骨芽細胞に刺激が与えられ、オステオカルシンという骨ホルモンが分泌されて骨が強化されることです。オステオカルシンは糖尿病や高血圧に効果があり、やせホルモンといわれるアディポネクチンを分泌して生活習慣病も予防します。

〝鎌田式〟の特徴は、つま先を上げるステップを加えていることです。この動きが日常生活ではあまり使われない前脛骨筋やふくらはぎの筋肉を強化し、つまずきや転倒防止に役立ちます。骨量は50歳くらいから減少しますが、僕は72歳で130％という骨密度をキープしているのが自慢です。1時間座り続けていたら、合間に2分軽い運動を行うことで短期記憶の機能が高まります。そのときに鎌田式スクワットやかかと落としを取り入れてみてください。

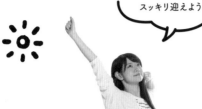

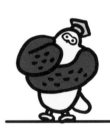

CHECK
1

朝日を浴びて
体内時計をリセット

1日の始まりを
スッキリ迎えよう

質のよい睡眠のためには
セロトニンの分泌を促してくれる
朝日をしっかり浴びよう

　1日は24時間ですが体内時計は25時間。朝起きたらまず太陽の光に当たり、朝ごはんを食べることで、この1時間のずれをリセットできます。太陽の光を浴びると体内でビタミンDが合成され、カルシウムの吸収をよくしてくれることから骨の強化につながります。また、幸せホルモンともいわれるセロトニンが分泌され、それが夜には睡眠を誘発するメラトニンに変わり、質のよい睡眠をとることで若々しい脳を保てます。記憶は睡眠中に定着するので、認知症の発症リスクを下げることにもつながるのです。ちなみに、75歳以上の人で夜11時以降に寝る人は、そうでない人に比べると認知症の発症リスクが1.83倍も高いことがわかっています。

RECOMMEND

グッスリ眠れるオススメ食材

セロトニンの材料となるトリプトファンを多く含む大豆製品や乳製品、肉や赤身の魚を食べることも有効です。バナナや寝る前のホットミルクも◎

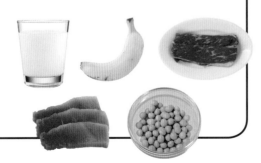

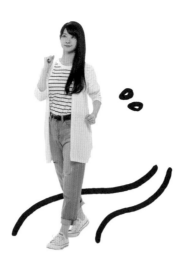

3

運動を日課にする

コグニサイズで体と脳を同時に使う

p12-13にあるような同時に2つのことをするコグニサイズを行うと、行動や感情をコントロールしてイライラや不安を抑えたり、軽度の認知障害なら40％も改善するというデータもあります。また、脳が活性化しやすい朝に運動することで、記憶力、意思決定能力、集中力など、認知機能が高まることもわかっています。

2

歯磨きで歯周病を防ぎ、食事や人と話すことで口の筋肉を強化

口腔フレイルを予防する

口腔フレイル（虚弱）は認知症の大敵です。歯周病になると他の慢性炎症の原因になったり、口の周りの筋肉が弱くなると食事の量が減って体力も落ちます。家にばかりいると社会的なつながりもなくなり悪循環に陥ってしまいます。しっかり食べて、おしゃべりを楽しみ、口を動かすことで、飲み込む力もついて誤嚥性肺炎を防ぐこともできます。

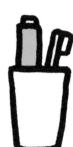

+

4

脳トレをする

できるだけ速く解く。苦手な問題は解かなくてOK

脳トレには、計算や漢字の書き取り、並べ替えたり音読をするなど、さまざまなタイプの問題があり、短期記憶をつかさどる前頭前野が鍛えられます。前頭前野は「やる気脳」ともいわれ、記憶力や判断力、ひらめき力、空間認識力などが脳トレによって高まります。特に有酸素運動のあと数時間以内に行うことでBDNF（脳由来神経栄養因子）が増えるといわれています。認知症のサインでもあるもの忘れやアパシー（無感動、無気力、無関心）を改善するためには、集中して速く解くことで脳が刺激され、どんどん活性化します。逆に苦手な問題を解くとストレスになるので、無理に解かなくても構いません。p16からの問題に毎日チャレンジして、元気な脳をキープしてください。

毎日コグニサイズ

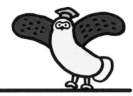

やってみよう

速歩きと遅歩きを交互に行います。背すじを伸ばして視線を上げ、つま先でしっかりと地面を蹴り、かかとから着地します。腕を大きく振ってリズムよく歩きましょう。速歩きのあとにゆっくり歩けるので、運動不足の人でも続けられます。

（ 鎌田式速遅歩き ）

1日1回15分

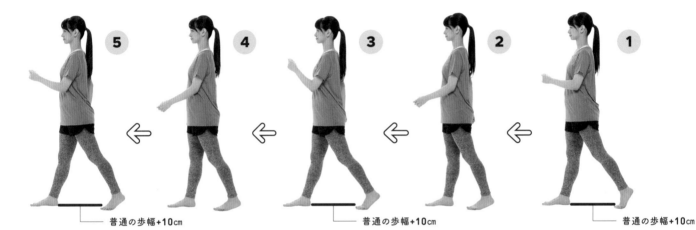

5　普通の歩幅+10㎝
4
3　普通の歩幅+10㎝
2
1　普通の歩幅+10㎝

速歩き3分	遅歩き3分	速歩き3分	遅歩き3分	速歩き3分
最後に歩幅を広げた速歩きで終わらせる。	普通の歩幅に戻して呼吸を整えながら歩く。	再び歩幅を10㎝広げて颯爽と歩く。	普通の歩幅で呼吸を整えながら歩く。	ゆっくり歩くときより歩幅を10㎝広げる。

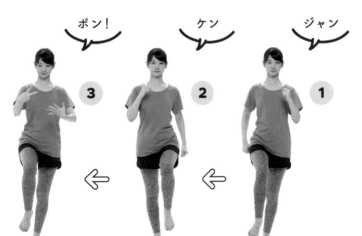

ポン！　ケン　ジャン
3　**2**　**1**

（ 足踏み じゃんけん ）

1日1回60まで数えながら

その場で足踏みをしながら3の倍数でじゃんけんをします。これ、結構難しいですよ。時々間違えるくらいの速さでやると効果絶大です。60まで数えながら挑戦してみてください。一人しりとりや100からどんどん7を引くといった計算などでも同様の効果があります。

❸で、右手が勝つようにじゃんけんをする。

❶、❷で足踏みをする。

同時に2つのことをするコグニサイズは、バランスよく認知機能を鍛えることができます。息がはずみ、たまに間違うくらいの速さで行うと効果的。散歩や買い物などで出かけたときやテレビを見ながら、毎日の生活の中に組み込んで楽しみながら行ってください。

足を前後左右に出したり戻したりして、3の倍数のときに手をたたきます。このコグニステップは僕が考えたものです。僕は毎日1セットやっています。お孫さんとやると盛り上がりますよ。

コグニステップ

1日1回60まで

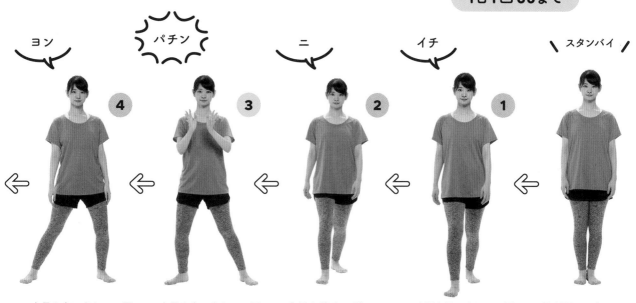

ヨン

パチン

二

イチ

スタンバイ

4 左足を左に出して、戻したときに「ヨン」と数える。

3 右足を右に出して、戻したときに「パチン」と手をたたく。

2 左足を後ろに引いて、戻したときに「二」と数える。

1 右足を前に出して、戻したときに「イチ」と数える。

足を閉じて立つ。

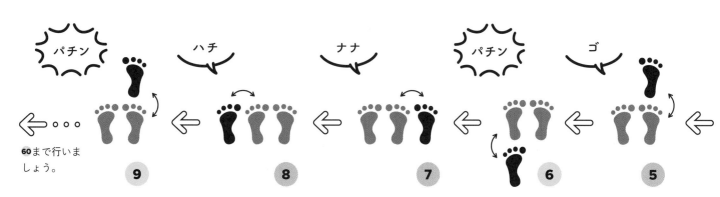

パチン

ハチ

ナナ

パチン

ゴ

60まで行いましょう。

9 右足を前に出して、戻したときに「パチン」と手をたたく。

8 左足を左に出して戻したときに「ハチ」と数える。

7 右足を右に出して、戻したときに「ナナ」と数える。

6 左足を後ろに引いて、戻したときに「パチン」と手をたたく。

5 1に戻って右足を前に出して、戻したときに「ゴ」と数える。

※コグニサイズとは、国立長寿医療研究センターが認知症予防のために開発した運動で、「コグニション（認知）」と「エクササイズ（運動）」をあわせた造語です。

ドリル進捗チェック表

p16から始まる大人の健脳ドリルは101日分あります。
挑戦した日に印をつけると、どこまで進んだか一目でわかります。
その日の気分で色を塗ってもいいでしょう。

毎日コツコツ
がんばろう♪

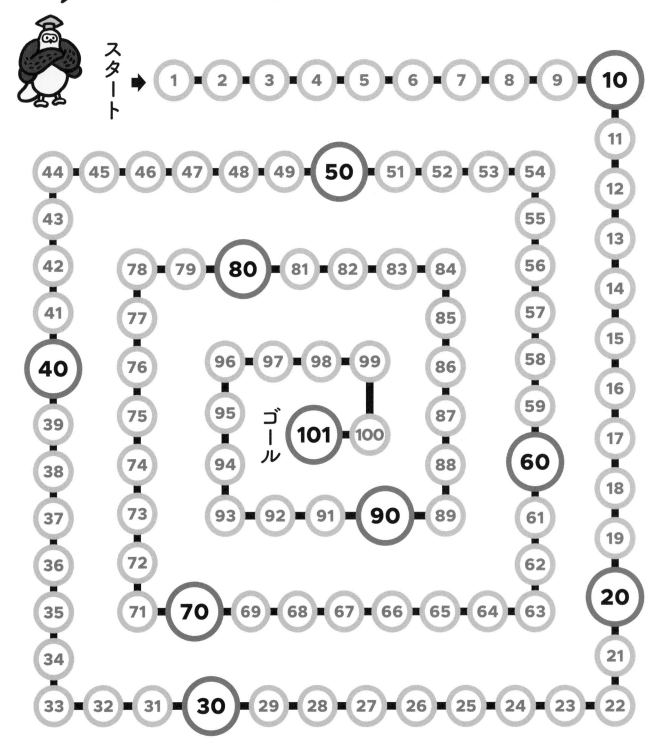

大人の 健脳ドリル 101

① ○日目

101日分ある問題の何日目かを示しています。進捗の目安にしてください。

② 問題の種類

問題の名前です。この本には25種類の問題が掲載されています。

③ 説明

問題の解き方を説明しています。リストから選んだり、三択だったり、解答方法もさまざまです。

④ 実施日と解答時間

この問題にチャレンジした日と、かかった時間を記入します。

⑤ 脳トレ問題

解いてもらう問題です。例題が入っていたり、リストがある場合があります。

⑥ 解答ページ

答えが書いてあるページです。正解することよりも、なるべく速く解くこと自体が重要ですが、答え合わせもしてみましょう。

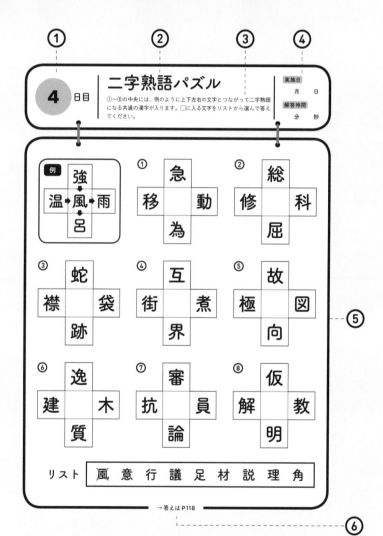

食活、筋活、骨活、脳活と同様に、脳トレを毎日することで脳は刺激を受けて活性化します。ポイントは短時間でいいから毎日行うこと。右ページの進捗チェック表を活用しながら、体も脳も元気でいるために今日から始めましょう。

色読みチャレンジ

色のついた文字が並んでいます。例のように文字自体ではなく、書いてある文字の色を声に出して、なるべく速く読みましょう。毎日の脳トレ前に行なうと脳が活性化します。

例 あお きいろ あか

「みどり」「あか」「きいろ」と読むのが正解です。

あか みどり きいろ あか あお きいろ

あお きいろ あか あか みどり きいろ

みどり きいろ みどり あか あお あか

きいろ あお きいろ みどり あか あお

みどり あお きいろ あお みどり あか

あか あお きいろ きいろ あお みどり

上ができるようになったら、今度は色と文字を交互に読んでみましょう。

例 あお きいろ あか

「あか」「きいろ」「きいろ」と、交互に読み上げます。
（色読み）　（文字読み）　（色読み）

まちがいさがし

上と下のイラストには、違う部分が7カ所あります。間違いをすべて
探してください。また、この問題は塗り絵としても楽しめます。

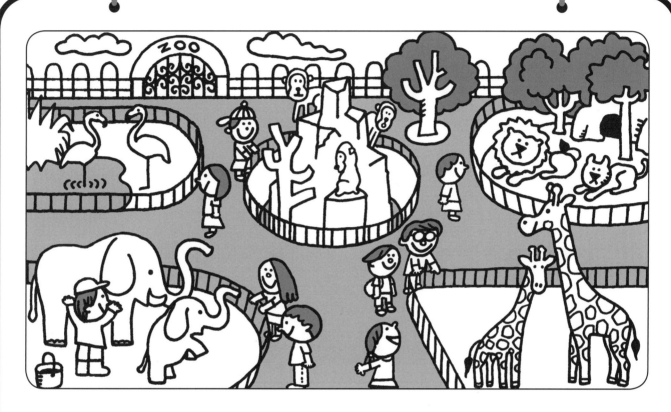

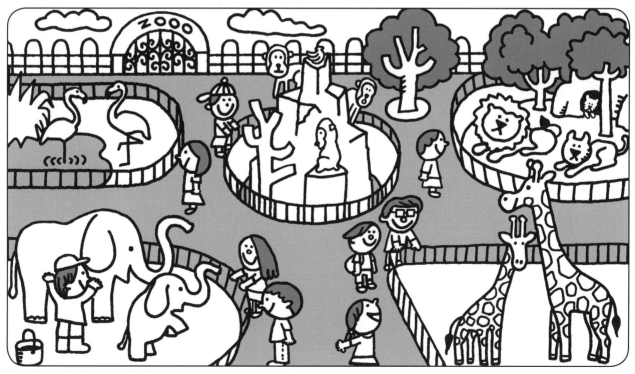

→ 答えは P118

① $3 \square 5 = 8$

② $8 \square 5 \square 3 = 6$

③ $1 \square 5 \square 6 = 12$

④ $5 \square 6 \square 7 = 4$

⑤ $8 \square 2 \square 3 = 7$

⑥ $4 \square 3 \square 8 = 9$

⑦ $5 \square 2 \square 4 = 11$

⑧ $3 \square 4 \square 6 = 1$

⑨ $6 \square 4 = 24$

⑩ $2 \square 8 \square 3 = 19$

⑪ $4 \square 7 \square 7 = 21$

⑫ $5 \square 6 \square 3 = 10$

⑬ $8 \square 9 \square 7 = 79$

⑭ $7 \square 6 \square 9 = 33$

⑮ $8 \square 4 \square 9 = 18$

⑯ $4 \square 4 \square 2 = 32$

→ 答えは P118

二字熟語パズル

①〜⑧の中央には、例のように上下左右の文字とつながって二字熟語になる共通の漢字が入ります。□に入る文字をリストから選んで答えてください。

例

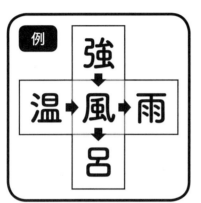

強→温→風→雨→呂

① 急 / 移 ▢ 動 / 為

② 総 / 修 ▢ 科 / 屈

③ 蛇 / 襟 ▢ 袋 / 跡

④ 互 / 街 ▢ 煮 / 界

⑤ 故 / 極 ▢ 図 / 向

⑥ 逸 / 建 ▢ 木 / 質

⑦ 審 / 抗 ▢ 員 / 論

⑧ 仮 / 解 ▢ 教 / 明

リスト　風　意　行　議　足　材　説　理　角

→ 答えは P118

欠けたアルファベットは？

5 日目

①と②には、アルファベットが3文字ずつ足りません。その3文字を並べ替えて英単語を作ってください。共通のヒントは「お出かけ」です。

実施日　月　日
解答時間　分　秒

アルファベット

ABCDEFGHIJKLM
NOPQRSTUVWXYZ

①

M T B I
Y K F
U N
Q S
D J V
D G O X L
G E H P Z

②

L F A E H
G P
T R D K
V X R
C O Z
M I Q
N J Y W

答え 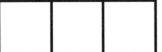　　答え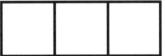

→ 答えは P118

6 日目

あるなしクイズ

「ある」と「ない」のグループにそれぞれ4つの言葉が並んでいます。
「ある」のグループに共通するのは何でしょう。

| 実施日 |
| 月　　日 |
| 解答時間 |
| 分　　秒 |

①

ある	ない
クリ	サツマイモ
リンゴ	イチゴ
タラノメ	ゼンマイ
キウイ	キュウリ

答え

②

ある	ない
春	雲
雷	水
秋	雨
冬	寒

答え

③

ある	ない
ゴマ	ケシ
ゴリラ	ゾウ
ヒジキ	メカブ
カラス	ヒヨコ

答え

→ 答えは P118

ひらがな算数

①〜⑫までの計算式が「ひらがな」で書かれています。頭の中で数字と記号を区別して、なるべく速く暗算で計算してください。

① いちたすにたすさんたすよんたすご ＝ ☐

② さんたすななたすろくたすよんひくご ＝ ☐

③ ろくたすななひくはちひくにたすさん ＝ ☐

④ ごたすさんたすはちひくきゅうたすなな ＝ ☐

⑤ さんたすろくたすごひくぜろたすよん ＝ ☐

⑥ きゅうたすななひくろくたすにひくご ＝ ☐

⑦ はちひくよんたすじゅうにひくななたすきゅう ＝ ☐

⑧ ななひくさんたすよんたすはちひくきゅうたすご ＝ ☐

⑨ さんひくいちたすにたすろくひくよんたすなな ＝ ☐

⑩ よんたすろくひくはちたすさんたすごひくなな ＝ ☐

⑪ はちひくよんたすろくひくにたすななひくさん ＝ ☐

⑫ いちたすななたすよんひくさんたすよんたすに ＝ ☐

→ 答えは P118

点つなぎ

1から103までの点を直線で順番につなぐと絵が浮かび上がります。
出てきた絵を答えてください。線は重なる場合があります。

実施日

月　日

解答時間

分　秒

答え

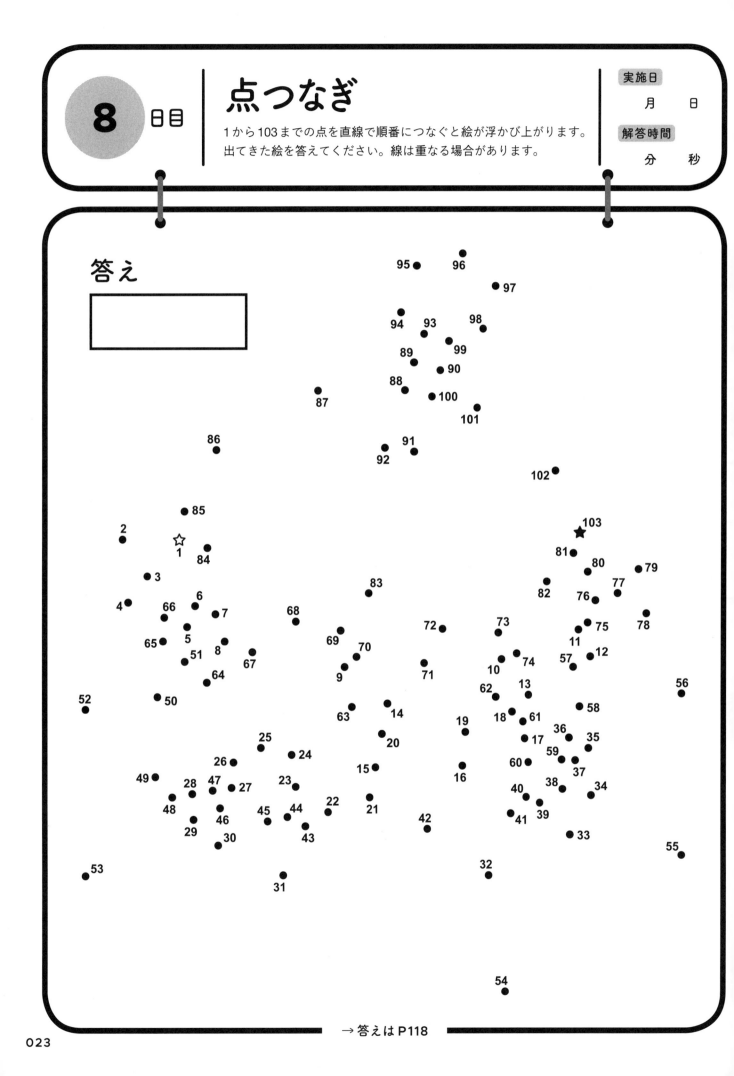

思い出し漢字クイズ

①〜⑥の漢字と同じ部首（へん、つくり、構えなど）を使う漢字を
5個ずつ思い出して書いてください。

実施日　月　日

解答時間　分　秒

① 「きへん」の漢字　林

② 「ほうへん、かたへん」の漢字　旅

③ 「おんなへん」の漢字　姑

④ 「かいへん」の漢字　販

⑤ 「しんにょう、しんにゅう」の漢字　辺

⑥ 「さかなへん」の漢字　鯉

→ 答えは P118

024

まちがいさがし

上と下のイラストには、違う部分が5カ所あります。すべて探してください。また、この問題は塗り絵としても楽しめます。

実施日

月　　　日

解答時間

分　　　秒

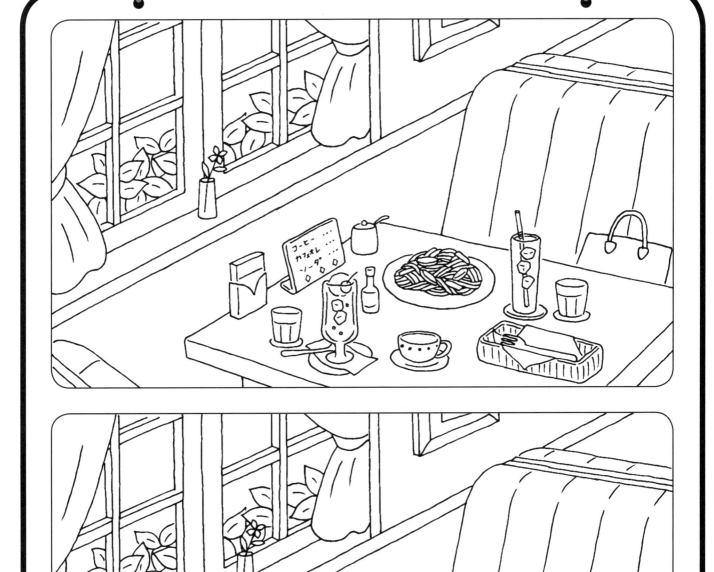

→答えは P119

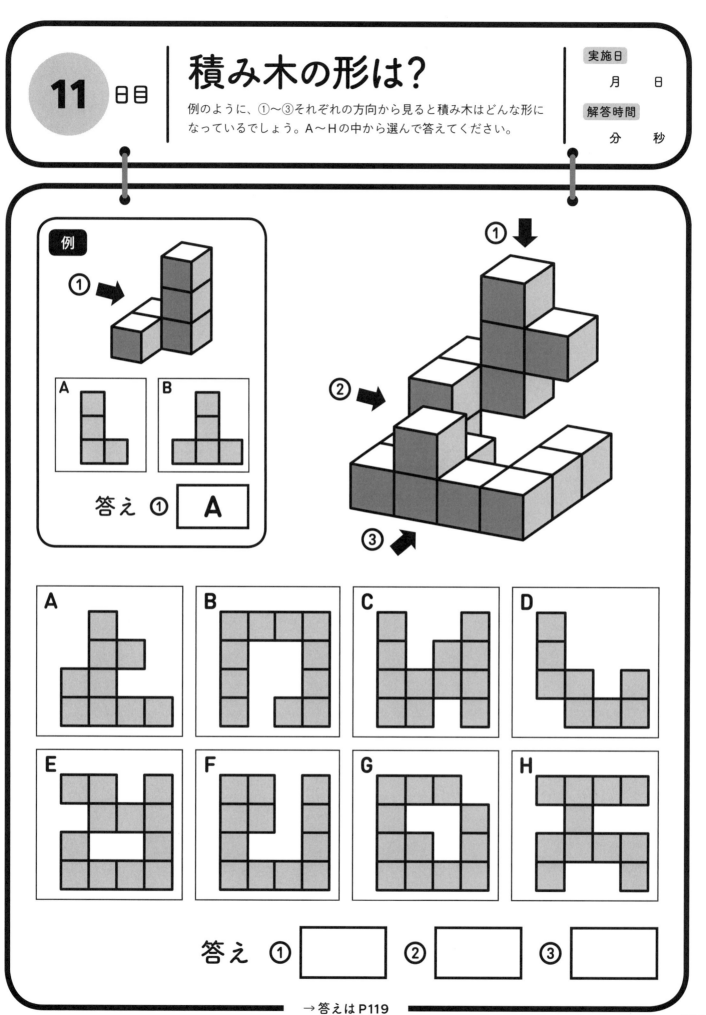

11日目 積み木の形は?

例のように、①〜③それぞれの方向から見ると積み木はどんな形になっているでしょう。A〜Hの中から選んで答えてください。

実施日　　月　　日

解答時間　　分　　秒

例

答え ① **A**

答え ① 　　　　② 　　　　③

→答えは P119

026

ピラミッド足し算

隣同士の数字を足して、どんどん上を目指しましょう。一番上の段の太枠に入った数字が答えです。

実施日
月　日

解答時間
分　秒

例

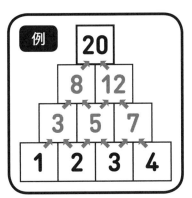

①

5 2 6 8

②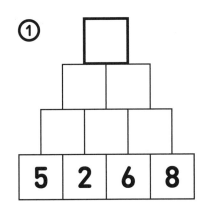

2 5 9 4

③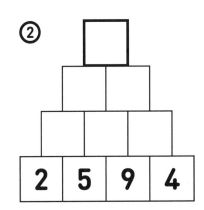

3 6 1 4

④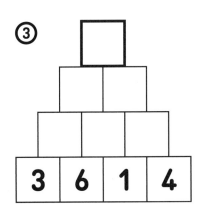

9 7 4 2

⑤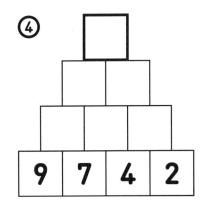

5 7 2 8

⑥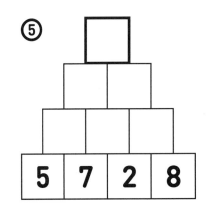

7 1 3 7

⑦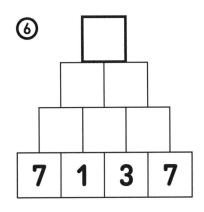

6 4 8 2

⑧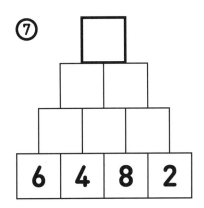

8 9 5 3

→ 答えは P119

13 日目 仲間外れさがし

①～④には、微妙に違うイラストが紛れ込んでいます。仲間外れの
イラストを探して〇をつけてください。

実施日

月　　日

解答時間

分　　秒

①
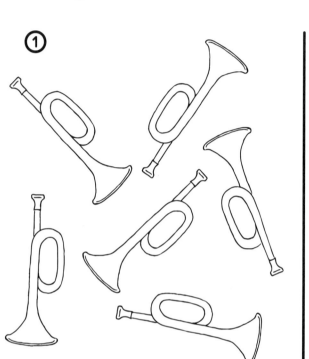

②
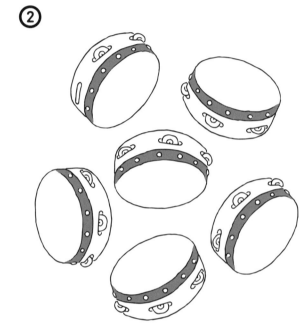

③
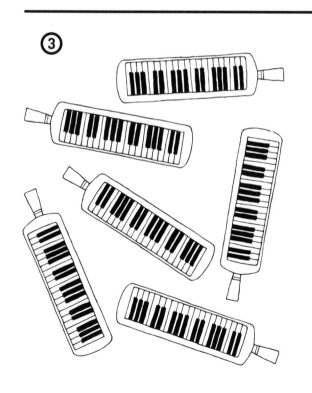

④
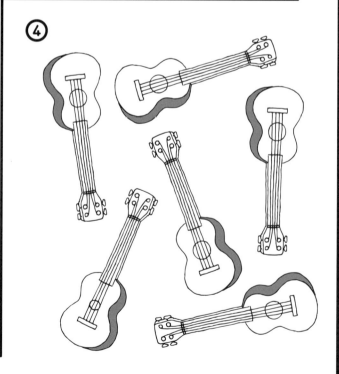

→ 答えは P119

昭和思い出しクイズ

①～⑥には昭和に起こった出来事が書かれています。当時のことを
思い出して、あてはまる答えをA～Cから選んでください。

① 昭和24年、日本人として初めて
ノーベル物理学賞を受賞したのは？

　A.福井謙一　　**B**.利根川進　　**C**.湯川秀樹

答え

② 怪獣映画で、
ゴジラと闘った蛾の怪獣の名前は？

　A.ガメラ　　**B**.ギドラ　　**C**.モスラ

答え

③ 昭和44年に発売され大ヒットした
『黒ネコのタンゴ』を歌ったのは？

　A.斉藤こず恵　　**B**.皆川おさむ　　**C**.宮脇康之

答え

④ 昭和44年に放送されたアニメ『ムーミン』で、
主人公のムーミントロールの声を演じた女優は？

　A.岸田今日子　　**B**.うつみ宮土理　　**C**.中村メイコ

答え

⑤ 昭和30年頃まで言われていた小麦粉の
俗称は？

　A.フランス粉　　**B**.メリケン粉　　**C**.トリモチ粉

答え

⑥ ホームコメディー『寺内貫太郎一家』で、
寺内貫太郎を演じたのは？

　A.小林亜星　　**B**.船越英二　　**C**.三波伸介

答え

→ 答えは P119

6×6ナンプレ

例題のルールに従って、①～④の問題を解いて、空いているマスを
すべて埋めてください。

実施日

月　　　日

解答時間

分　　　秒

例題

タテ6列、ヨコ6行のそれぞれに、1～
6の数字が必ず1つずつ入ります。2×3
マスの太線で囲まれた6個のブロックに
も、1～6の数字が必ず1つずつ入ります。
このルールに従って、すべてのマスに数
字を書き入れましょう。

3	6	1	4		2
2	4		1	6	
		4	3		1
1		3	6		
	3	2		1	6
5		6	2	3	4

→

3	6	1	4	5	2
2	4	5	1	6	3
6	5	4	3	2	1
1	2	3	6	4	5
4	3	2	5	1	6
5	1	6	2	3	4

①

1	3			5	6
	4	1			
		3	6		
	6	1	5	2	
3		6	2		5
2	1			6	4

②

	3	6	1		4
5	1		6	3	
		2			5
1			4		
	2	1		4	3
3			5	2	6

③

	6	2	1	3	
3	1			6	5
2		3	6		1
	5			2	
6		1	5		2
4					6

④

4	5			3	
		3	2		5
5	4		3	1	
		3	1		6
6		4	1		
	1			2	6

→ 答えは P119

16 日目 ｜ いくら持ってる？

①〜④のガマ口の中にはいくら入っているでしょう。暗算で、なるべく速く答えてください。

実施日　　月　　日

解答時間　　分　　秒

①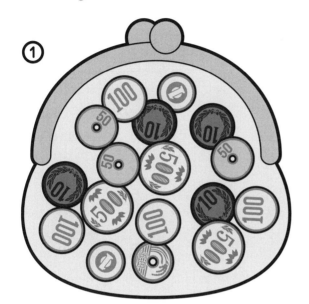

答え

②

答え

③

答え

④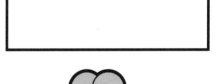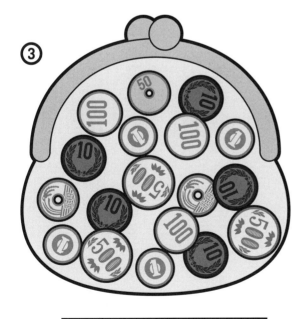

答え

→ 答えは P119

名著で書き取り

下の文章は芥川龍之介作『トロッコ』の一部です。（　）にあてはまる漢字を答えて文章を完成させ、音読してください。

実施日　　月　　日
解答時間　　分　　秒

小田原熱海間に、軽便鉄道❶（　　）ふせつ の工事が始まったのは、良平の八つの年だった。良平は毎日村外れへ、その工事を見物に行った。工事を――といったところが、❷（　　）ただ トロッコで土を運搬する――それが面白さに見に行ったのである。

トロッコの上には土工が二人、土を積んだ後に❸（　　）たたず んでいる。トロッコは山を下るのだから、人手を借りずに走って来る。煽るように車台が動いたり、土工の袢天はんてん の❹（　　）すそ がひらついたり、細い線路がしなったり――良平はそんなけしきを❺（　　）なが めながら、土工になりたいと思う事がある。せめては一度でも土工と一しょに、トロッコへ乗りたいと思う事もある。トロッコは村外れの平地へ来ると、自然と其処に止まってしまう。と同時に土工たちは、❻（　　）みがる にトロッコを飛び降りるが早いか、その線路の終点へ車の土をぶちまける。それから今度はトロッコを押し押し、もと来た山の方へ登り始める。

→答えはP119

18 日目 | 迷路をたどれ!

スタートと同じイラストにたどり着けるのは、ABCのどれでしょう。道の途中に動物がいたら、それ以上は進めません。

実施日　月　日

解答時間　分　秒

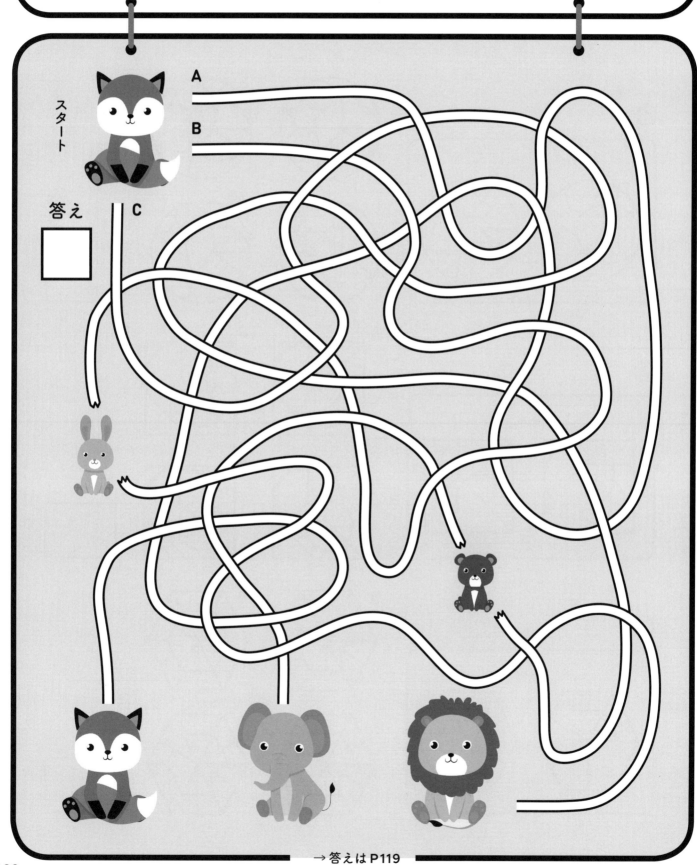

答え

→ 答えは P119

図形合成パズル

①～③の見本の図形を重ねると、右のA～Dのどれかと同じ図形になります。完全に一致する図形をアルファベットで答えてください。

① 見本

A　B

C　D

答え

② 見本

A　B

C　D

答え

③ 見本

A　B

C　D

答え

→ 答えは P119

穴あき算数

①〜⑯の計算式の□の中には＋、－、×、÷の記号が入ります。
計算式が成り立つように、□の中に記号を入れてください。

実施日　　月　　日
解答時間　　分　　秒

① $5\ \square\ 2=7$

② $8\ \square\ 3\ \square\ 5=10$

③ $2\ \square\ 4\ \square\ 7=13$

④ $7\ \square\ 2\ \square\ 4=5$

⑤ $9\ \square\ 4\ \square\ 6=7$

⑥ $7\ \square\ 5\ \square\ 4=6$

⑦ $3\ \square\ 1\ \square\ 6=10$

⑧ $5\ \square\ 2\ \square\ 6=9$

⑨ $3\ \square\ 7=21$

⑩ $4\ \square\ 5\ \square\ 3=23$

⑪ $6\ \square\ 8\ \square\ 4=44$

⑫ $7\ \square\ 7\ \square\ 9=40$

⑬ $9\ \square\ 6\ \square\ 8=62$

⑭ $4\ \square\ 8\ \square\ 6=26$

⑮ $6\ \square\ 3\ \square\ 8=16$

⑯ $7\ \square\ 3\ \square\ 3=63$

→答えはP119

反転まちがいさがし

21 日目

上と下のイラストは左右が反転しています。違う部分が7カ所あるので、すべて探してください。また、この問題は塗り絵としても楽しめます。

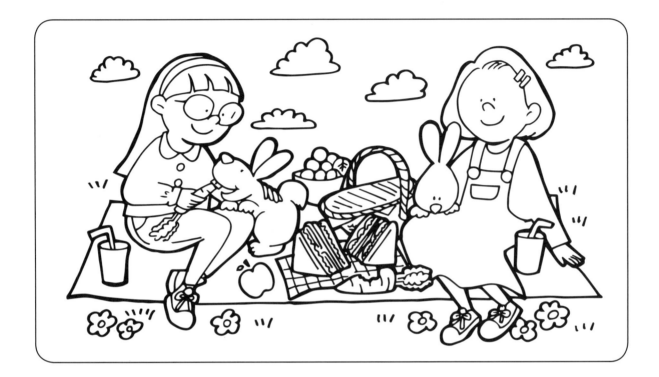

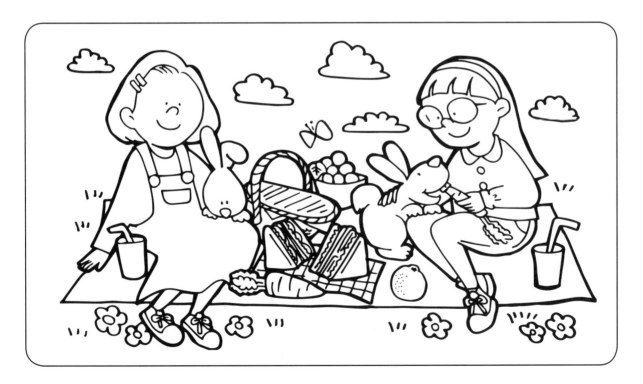

→ 答えは P120

慣用句パズル

各問題の□の中には共通する漢字が入って慣用句になります。①〜⑧にそれぞれ入る漢字をリストから選んで答えてください。

①
・□が重い
・□を抜かす
・□を落ち着ける
答え

②
・□を成す
・□を残す
・□は体を表す
答え

③
・□に乗る
・□が弾む
・世□になる
答え

④
・高嶺の□
・□道を飾る
・□より団子
答え

⑤
・□が立つ
・□が取れる
・頭□を現す
答え

⑥
・□がいい
・□金入り
・□を通す
答え

⑦
・□に挟む
・□を貸す
・壁に□あり
答え

⑧
・□が遠のく
・揚げ□を取る
・□踏みをする
答え

リスト　筋　角　話　花　足　腰　名　耳

→ 答えは P120

欠けたアルファベットは?

①と②には、アルファベットが3文字ずつ足りません。その3文字を並べ替えて英単語を作ってください。共通のヒントは「ペット」です。

実施日　月　日
解答時間　分　秒

アルファベット

ABCDEFGHIJKLM NOPQRSTUVWXYZ

①

②

答え ☐☐☐　　答え ☐☐☐

→答えはP120

何分たった?

左の時間から右の時間までには何分たっているでしょう。すべて半日以上はたっていないものとします。1時間以上たっていても「分」で答えてください。

実施日

月　　日

解答時間

分　　秒

①

答え ◻ 分

②

答え ◻ 分

③

答え ◻ 分

④

答え ◻ 分

⑤

答え ◻ 分

⑥

答え ◻ 分

→答えは P120

カタカナ算数

①〜⑫までの計算式が「カタカナ」で書かれています。頭の中で数字と記号を区別して、なるべく速く暗算で計算してください。

① イチタスサンタスゴタスナナタスキュウ =

② ニタスヨンタスロクタスハチヒクイチ =

③ ナナタスゴヒクヨンヒクニタスサン =

④ ハチタスゴタスサンヒクロクタスヨン =

⑤ ゴタスロクタスナナヒクハチタスゴ =

⑥ サンタスキュウヒクニタスゴヒクサン =

⑦ キュウヒクナナタスヨンヒクサンタスハチ =

⑧ ヨンヒクニタスロクタスニヒクロクタスニ =

⑨ ロクヒクサンヒクニタスキュウヒクナナタスゴ =

⑩ ニタスゴヒクヨンタスジュウキュウヒクハチ =

⑪ ハチヒクサンタスジュウニタスキュウヒクハチ =

⑫ キュウタスジュウナナタスハチヒクジュウゴ =

→ 答えは P120

点つなぎ

1から98までの点を直線で順番につなぐとある文字が浮かび上がります。出てきた文字を答えてください。線は重なる場合があります。

実施日
月　日

解答時間
分　秒

答え

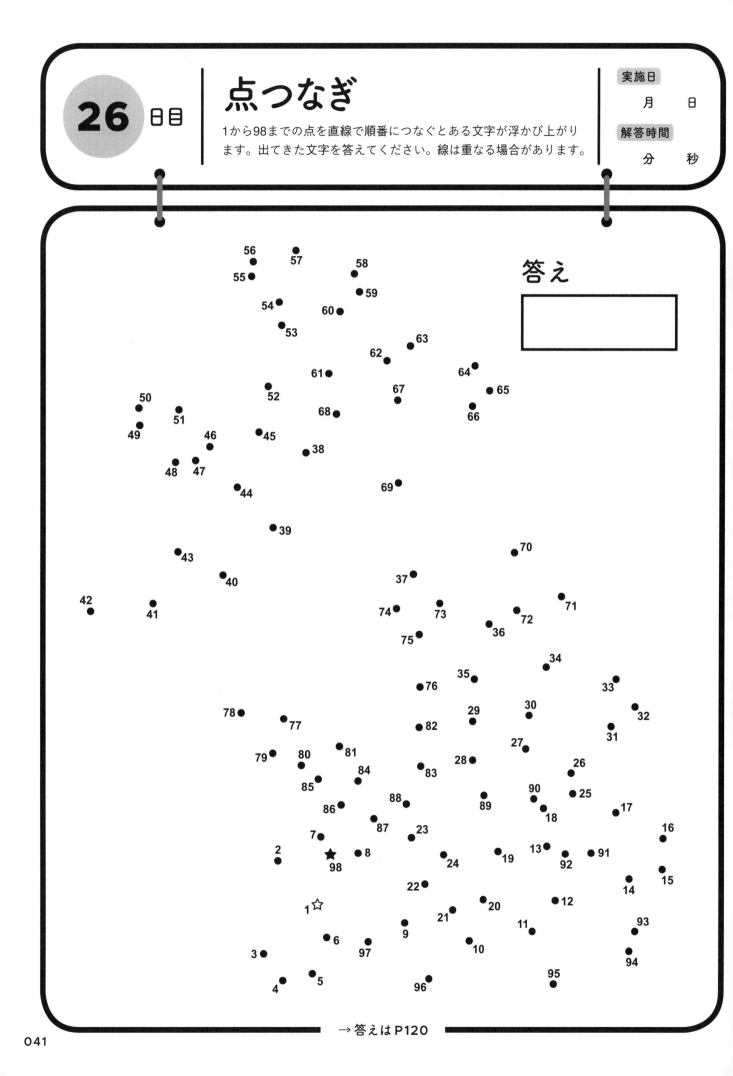

→答えは P120

思い出し漢字クイズ

①〜⑥の漢字と同じ部首（へん、つくり、構えなど）を使う漢字を
5個ずつ思い出して書いてください。

① 「にんべん」の漢字　　仁

② 「いとへん」の漢字　　紛

③ 「けものへん」の漢字　狼

④ 「さんずい」の漢字　　池

⑤ 「つちへん」の漢字　　塚

⑥ 「うまへん」の漢字　　馴

→ 答えは P120

28 日目 | まちがいさがし

上と下のイラストには、違う部分が5カ所あります。間違いをすべて探してください。また、この問題は塗り絵としても楽しめます。

実施日　月　日

解答時間　分　秒

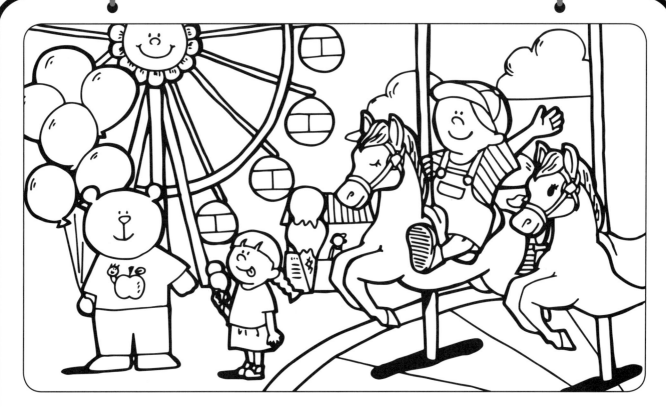

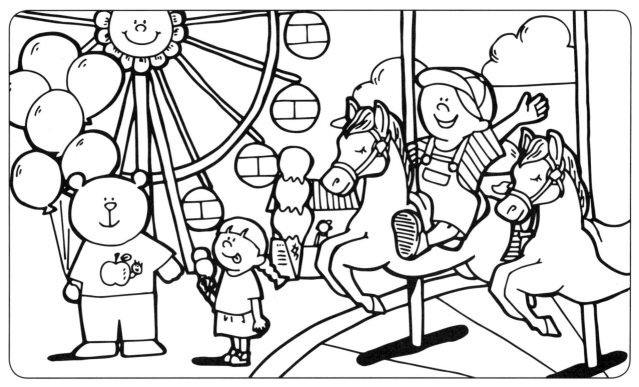

→答えは P120

相方をさがせ！

A～Pの図形の中には、2つを合体させることで正方形になる組み合わせが8個あります。その組み合わせをすべて答えてください。

実施日
月　　日
解答時間
分　　秒

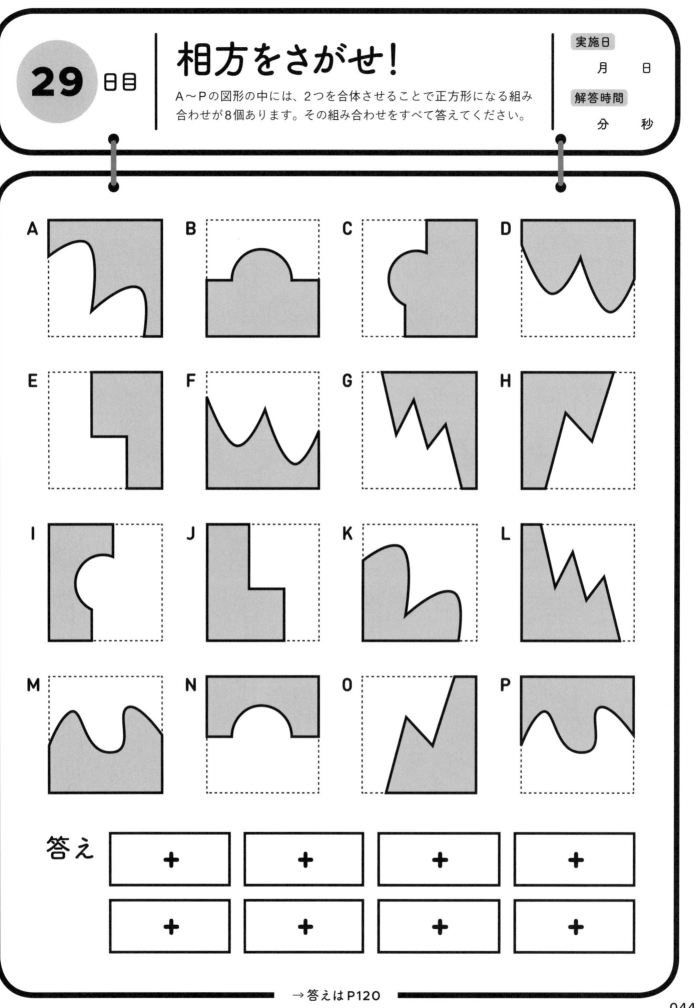

答え

+	+	+	+
+	+	+	+

→答えはP120

ピラミッド足し算

隣同士の数字を足して、どんどん上を目指しましょう。一番上の段の太枠に入った数字が答えです。

実施日　月　日

解答時間　分　秒

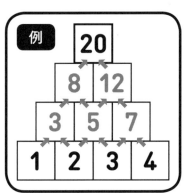

例

| 20 |
8	12
3	5	7
1	2	3	4

①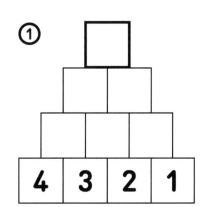

| 4 | 3 | 2 | 1 |

②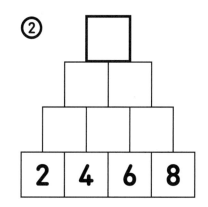

| 2 | 4 | 6 | 8 |

③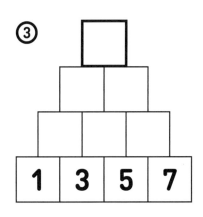

| 1 | 3 | 5 | 7 |

④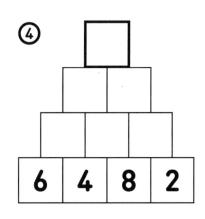

| 6 | 4 | 8 | 2 |

⑤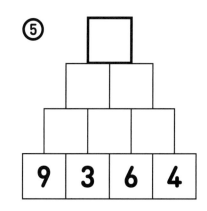

| 9 | 3 | 6 | 4 |

⑥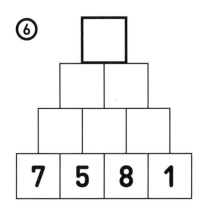

| 7 | 5 | 8 | 1 |

⑦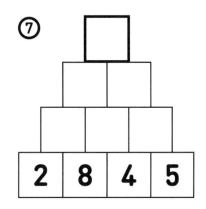

| 2 | 8 | 4 | 5 |

⑧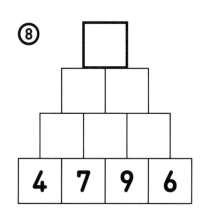

| 4 | 7 | 9 | 6 |

→答えはP120

同じ絵さがし

①～⑥のイラストは、1枚を除いてどれも見本と微妙に違っています。見本とまったく同じイラストを探し、数字で答えてください。

見本

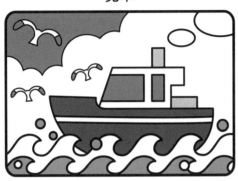

答え

①

②

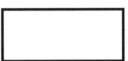

③

④

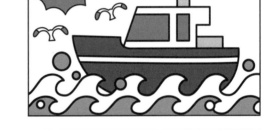

⑤

⑥

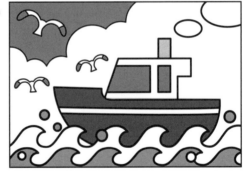

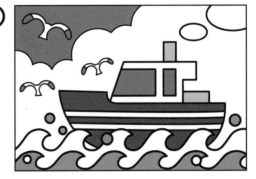

→ 答えは P121

昭和思い出しクイズ

①〜⑥には昭和に起こった出来事が書かれています。当時のことを思い出して、あてはまる答えをA〜Cから選んでください。

実施日　月　日
解答時間　分　秒

① 昭和28年の、いわゆる「バカヤロー解散」の
原因を作った当時の首相は？

A．鳩山一郎　B．佐藤栄作　C．吉田茂

答え

② 体操競技の技「月面宙返り（ムーンサルト）」
を編み出した体操選手は？

A．具志堅幸司　B．塚原光男　C．森末慎二

答え

③ 昭和33年頃に大流行した、ウエストラインに切り替え
のない袋形のゆるやかなワンピースの名前は？

A．エプロンドレス　B．カクテルドレス　C．サックドレス

答え

④ 昭和47年の札幌オリンピックに出場。「銀盤の妖精」
とも呼ばれたフィギュアスケート選手は？

A．ジャネット・リン　B．ミシェル・クワン
C．カタリナ・ヴィット

答え

⑤ 大橋巨泉が万年筆のCMで使い、
流行語となったフレーズは？

A．あっぷぐるぐる　B．さっさすらすら　C．はっぱふみふみ

答え

⑥ 昭和56年に発売され大ベストセラーとなった
田中康夫の小説『なんとなく、○○○○○』。
○の部分に入る言葉は？

A．クリスタル　B．トルマリン　C．エメラルド

答え

→ 答えはP121

33日目 6×6ナンプレ

例題のルールに従って、①〜④の問題を解いて、空いているマスをすべて埋めてください。

実施日　月　日　解答時間　分　秒

例題

タテ6列、ヨコ6行のそれぞれに、1〜6の数字が必ず1つずつ入ります。2×3マスの太線で囲まれた6個のブロックにも、1〜6の数字が必ず1つずつ入ります。このルールに従って、すべてのマスに数字を書き入れましょう。

問題

3	6	1	4		2
2	4			1	6
		4	3		1
1		3	6		
	3	2		1	6
5		6	2	3	4

→

解答

3	6	1	4	5	2
2	4	5	1	6	3
6	5	4	3	2	1
1	2	3	6	4	5
4	3	2	5	1	6
5	1	6	2	3	4

①

6		1	2		3
5			4		
	1	5		6	2
2	6		3	1	
	3				1
1		2	6		4

②

		2	6		
4				3	
1		6	4		3
	3	4	2	1	
2	1			6	4
	6	3	1	2	

③

	1	4	5		
6			4		1
	4		6	3	2
3	6	2		5	
5		1			6
		6	2	1	

④

1	4			6	2
3		2	1		5
2	1			5	6
	5			3	
		4	5		
	3	1	6	2	

→答えは P121

クロスワードパズル

34 日目

タテ・ヨコのカギをヒントに問題を解き、A～Dのマスに入る文字を並べてできる言葉を答えてください。小さい「ッ」や「ャ」なども大きな文字として扱います。

実施日　　月　　日
解答時間　　分　　秒

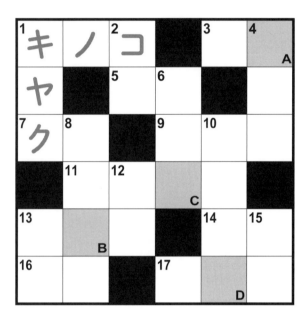

答え

A	B	C	D

タテのカギ

1　店員が「いらっしゃいませ」と迎える人

2　88歳のお祝いは米寿、70歳のお祝いは？

4　急行や快速と違い、各駅に止まる○○○列車

6　湿原が有名な、北海道の市

8　ロシアの首都

10　人間○○○○は重要無形文化財保持者の通称

12　可燃や不燃に分別して捨てましょう

13　ココナッツが実る○○の木

15　ドライバーでキュッと締める

ヨコのカギ

1　マツタケやシメジなど

3　アルファベットの6番目

5　日本のパスポートの表紙に描かれている花

7　空にフワフワと浮かぶ

9　○○○錯誤の末、やっと完成！

11　「ふりだし」から「あがり」を目指す遊び

13　うどんのネギやワサビなど

14　カルシウムをとって丈夫に！

16　アイロンをかけて伸ばす

17　ほうきやぞうきんを使ってすること

→ 答えはP121

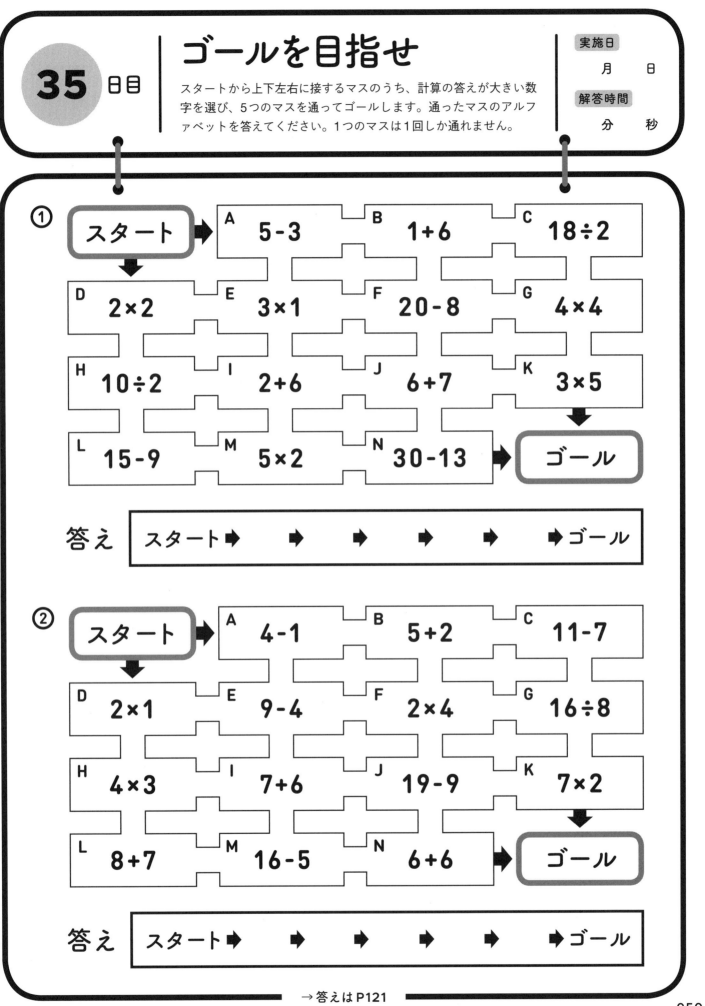

35 日目 | ゴールを目指せ

スタートから上下左右に接するマスのうち、計算の答えが大きい数字を選び、5つのマスを通ってゴールします。通ったマスのアルファベットを答えてください。1つのマスは1回しか通れません。

実施日
月　日
解答時間
分　秒

① スタート ➡

A 5-3	B 1+6	C 18÷2
D 2×2	E 3×1	F 20-8	G 4×4
H 10÷2	I 2+6	J 6+7	K 3×5
L 15-9	M 5×2	N 30-13	➡ ゴール

答え　スタート➡　➡　➡　➡　➡　➡ゴール

② スタート ➡

A 4-1	B 5+2	C 11-7
D 2×1	E 9-4	F 2×4	G 16÷8
H 4×3	I 7+6	J 19-9	K 7×2
L 8+7	M 16-5	N 6+6	➡ ゴール

答え　スタート➡　➡　➡　➡　➡　➡ゴール

→ 答えは P121

050

36 日目 | イラスト記憶

下のイラストをよく見て、4枚につき1分で覚えてください。あとで何のイラストが描いてあったか答えてもらいます。

実施日　　月　　日
解答時間　　分　　秒

まずは下の4枚を1分で覚えてください。

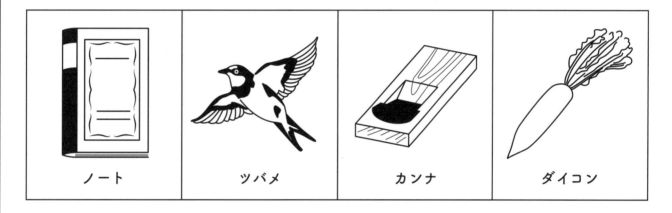

| ノート | ツバメ | カンナ | ダイコン |

次の4枚も1分で覚えましょう。

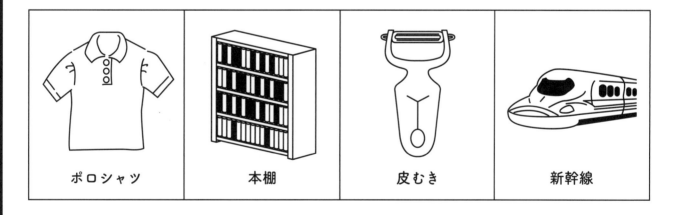

| ポロシャツ | 本棚 | 皮むき | 新幹線 |

8枚のイラストを合計2分で覚えたら、p116にある「36日目　イラスト記憶の続き」の指示に従ってください。

→ 答えはP121

図形合成パズル

①～③の見本の図形を重ねると、右のA～Dのどれかと同じ図形になります。完全に一致する図形をアルファベットで答えてください。

実施日　　月　　日

解答時間　　分　　秒

①

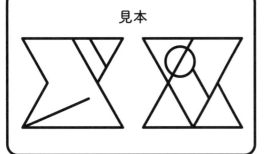

見本

A **B**

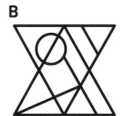

C **D**

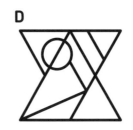

答え

②

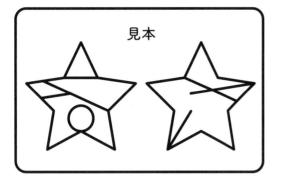

見本

A **B**

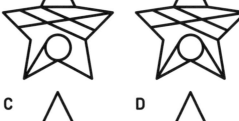

C **D**

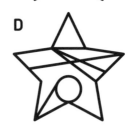

答え

③

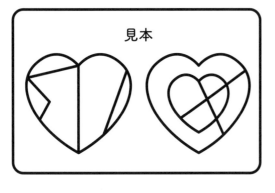

見本

A **B**

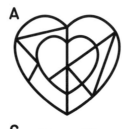

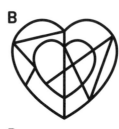

C **D**

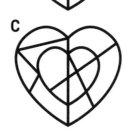

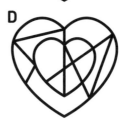

答え

→答えは P121

穴あき算数

①～⑯の計算式の□の中には＋、－、×、÷の記号が入ります。
計算式が成り立つように、□の中に記号を入れてください。

実施日
月　　日

解答時間
分　　秒

① 2 □ 3 = 5

② 9 □ 5 □ 7 = 11

③ 6 □ 1 □ 7 = 14

④ 8 □ 4 □ 6 = 6

⑤ 5 □ 4 □ 2 = 7

⑥ 7 □ 3 □ 9 = 13

⑦ 4 □ 1 □ 5 = 10

⑧ 3 □ 1 □ 5 = 7

⑨ 4 □ 5 = 20

⑩ 2 □ 3 □ 4 = 10

⑪ 5 □ 2 □ 6 = 4

⑫ 7 □ 5 □ 5 = 30

⑬ 6 □ 5 □ 4 = 34

⑭ 5 □ 4 □ 3 = 17

⑮ 8 □ 2 □ 4 = 16

⑯ 2 □ 3 □ 4 = 24

→答えは P121

39 日目 反転まちがいさがし

上と下のイラストは左右が反転しています。違う部分が5カ所あるので、すべて探してください。また、この問題は塗り絵としても楽しめます。

実施日　　月　　日

解答時間　　分　　秒

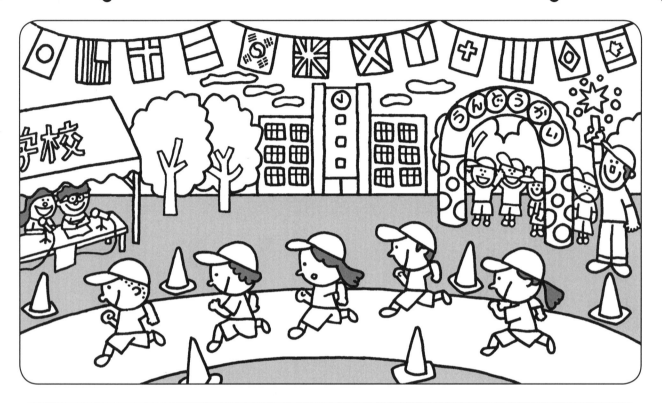

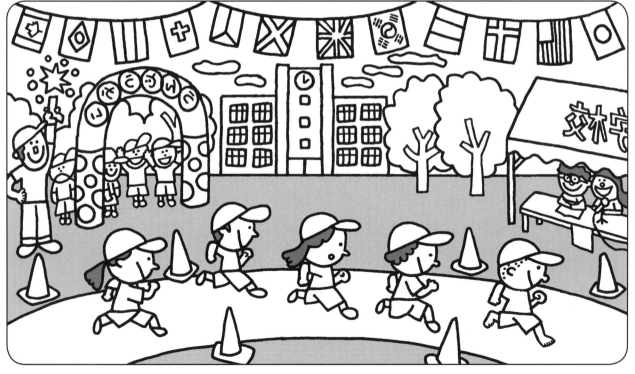

→ 答えは P121

二字熟語パズル

①～⑧の中央には、例のように上下左右の文字とつながって二字熟語になる共通の漢字が入ります。□に入る文字をリストから選んで答えてください。

実施日　月　日　解答時間　分　秒

例

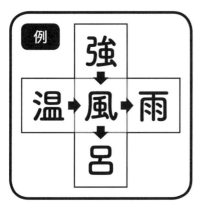

強→風→雨、温→風、風→呂

① 昇／従□序／位

② 簡／窒□敵／朴

③ 交／欠□号／傘

④ 普／階□差／落

⑤ 花／味□得／参

⑥ 解／厳□止／断

⑦ 模／仕□子／相

⑧ 承／察□恵／識

リスト　風　知　段　禁　様　素　順　番　見

→ 答えは P121

41 日目 欠けたアルファベットは?

①と②には、アルファベットが3文字ずつ足りません。その3文字を並べ替えて英単語を作ってください。共通のヒントは「美味しい」です。

アルファベット

ABCDEFGHIJKLM
NOPQRSTUVWXYZ

①

P S X Q
G O M
U G J
K N B
Y I N E Z
I F
V C L D
R W H

②

D C Z R
L U I E Q
L K N X
S Y
P H W
B V
G T F O

答え ☐☐☐

答え ☐☐☐☐

→ 答えは P121

あるなしクイズ

「ある」と「ない」のグループにそれぞれ4つの言葉が並んでいます。
「ある」のグループに共通するのは何でしょう。

実施日
　月　　　日

解答時間
　分　　　秒

①

ある	ない
トマト	キュウリ
夕焼け	夜空
消防車	パトカー
ポスト	ハガキ

答え

②

ある	ない
ウグイス	インコ
フランス	イタリア
メロン	スイカ
カレー	餃子

答え

③

ある	ない
イシ	ツチ
カナヅチ	カンナ
ボウズ	コムスメ
ゴマシオ	ミリン

答え

→ 答えは P121

43 日目　ひらがな算数

①〜⑫までの計算式が「ひらがな」で書かれています。頭の中で数字と記号を区別して、なるべく速く暗算で計算してください。

実施日　月　日

解答時間　分　秒

① にたすさんたすごたすななたすろく ＝ ☐

② よんたすにたすはちたすごひくいち ＝ ☐

③ ごたすにひくろくひくいちたすはち ＝ ☐

④ きゅうたすいちたすさんひくろくたすよん ＝ ☐

⑤ いちたすななたすさんひくよんたすに ＝ ☐

⑥ さんたすごひくろくたすにひくさん ＝ ☐

⑦ はちひくろくたすさんひくよんたすご ＝ ☐

⑧ きゅうひくさんたすごたすななひくよん ＝ ☐

⑨ ろくたすさんひくごひくさんたすじゅうろくひくに ＝ ☐

⑩ さんひくにたすじゅうごひくごたすろくひくじゅうに ＝ ☐

⑪ はちひくよんひくにたすごひくろくたすに ＝ ☐

⑫ さんたすろくたすはちひくさんひくろくたすじゅうろく ＝ ☐

→答えは P122

058

点つなぎ

1から100までの点を直線で順番につないでいくと絵が浮かび上がります。出てきた絵を答えてください。線は重なる場合があります。

実施日 　月　　日

解答時間 　分　　秒

答え

45 日目

思い出し漢字クイズ

①〜⑥の漢字と同じ部首（へん、つくり、構えなど）を使う漢字を
5個ずつ思い出して書いてください。

実施日
月　日

解答時間
分　秒

① 「ごんべん」の漢字 | 記 | | | | |

② 「くるま、くるまへん」の漢字 | 軋 | | | | |

③ 「こめへん」の漢字 | 粗 | | | | |

④ 「まだれ」の漢字 | 序 | | | | |

⑤ 「ころもへん」の漢字 | 袴 | | | | |

⑥ 「くち、くちへん」の漢字 | 台 | | | | |

→答えは P122

46 日目

まちがいさがし

上と下のイラストには、違う部分が7カ所あります。間違いをすべて探してください。また、この問題は塗り絵としても楽しめます。

実施日　月　日
解答時間　分　秒

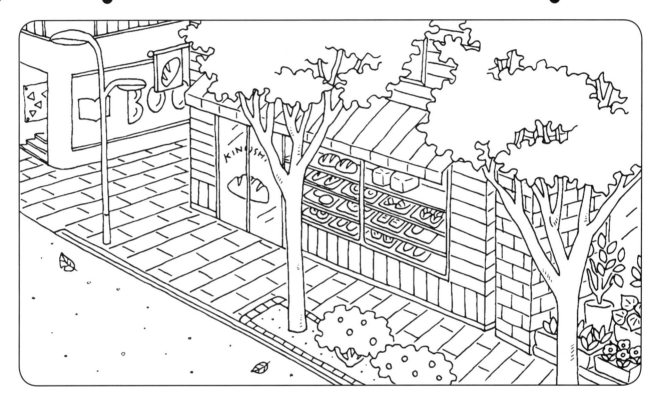

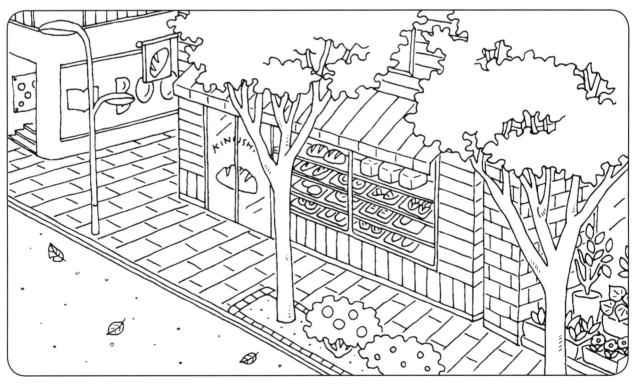

→ 答えは P122

ピラミッド足し算

隣同士の数字を足して、どんどん上を目指しましょう。一番上の段の太枠に入った数字が答えです。

実施日　　月　　日
解答時間　　分　　秒

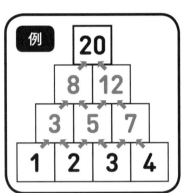

①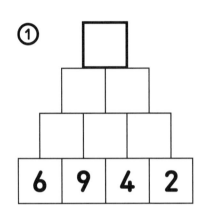

②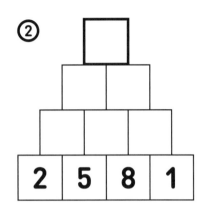

③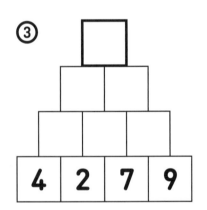

④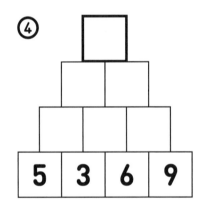

⑤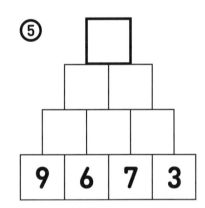

⑥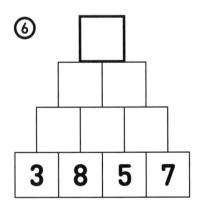

⑦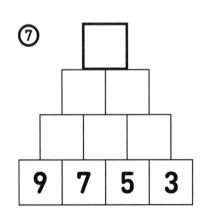

⑧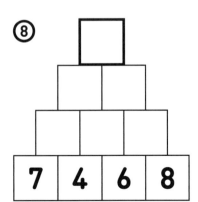

→答えは P122

仲間外れさがし

①〜④には、微妙に違うイラストが紛れ込んでいます。仲間外れの
イラストを探して○をつけてください。

実施日
月　　　日

解答時間
分　　　秒

①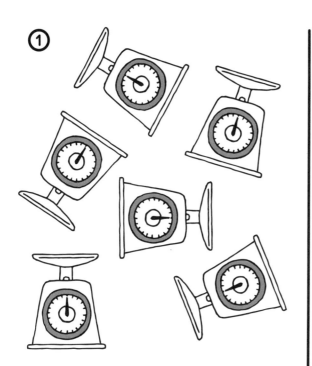

②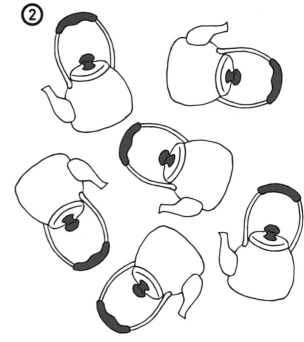

③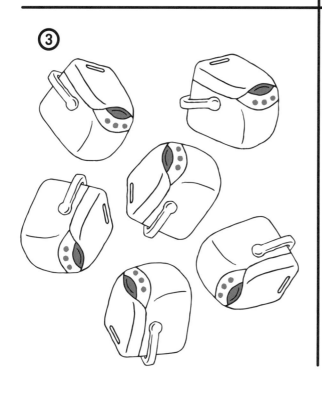

④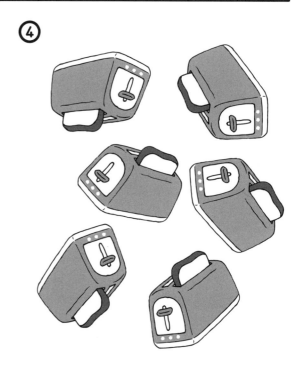

→ 答えは P122

昭和思い出しクイズ

①～⑥には昭和に起こった出来事が書かれています。当時のことを思い出して、あてはまる答えをA～Cから選んでください。

① 世紀の難工事と言われた黒部ダム建設の
苦闘を描いた映画『黒部の○○』。

A. 太陽　　B. 激闘　　C. 未来

答え

② 「ひと目会ったその日から、恋の花咲くこともある」の
キャッチフレーズで知られた恋愛バラエティー番組は？

A. カックラキン大放送!!　B. 夢であいましょう　C. パンチDEデート

答え

③ 『情熱の花』『恋のフーガ』などを歌った
双子の女性デュオは？

A. じゅん&ネネ　B. ザ・ピーナッツ　C. リンリン・ランラン

答え

④ 昭和40年代にキックボクシングの選手として大活躍した
沢村忠の愛称は「キックの○」。○の部分に入る言葉は？

A. 鬼　　B. 神　　C. 虎

答え

⑤ 昭和48～50年に放送され、悪役である怨霊
「玉梓(たまずさ)」も大人気だったNHKの人形劇は？

A. 真田十勇士　　B. 新八犬伝　　C. 紅孔雀

答え

⑥ 南海ホークス(当時)の黄金時代を築き、
初代「ミスターホークス」と呼ばれた名監督は？

A. 仰木彬　　B. 吉田義男　　C. 鶴岡一人

答え

→答えはP122

6×6ナンプレ

例題のルールに従って、①〜④の問題を解いて、空いているマスを
すべて埋めてください。

例題

タテ6列、ヨコ6行のそれぞれに、1〜
6の数字が必ず1つずつ入ります。2×3
マスの太線で囲まれた6個のブロックに
も、1〜6の数字が必ず1つずつ入ります。
このルールに従って、すべてのマスに数
字を書き入れましょう。

3	6	1	4		2
2	4			1	6
			4	3		1
1			3	6	
	3	2		1	6
5			6	2	3	4

➡

3	6	1	4	5	2
2	4	5	1	6	3
6	5	4	3	2	1
1	2	3	6	4	5
4	3	2	5	1	6
5	1	6	2	3	4

①

5	4		2	1	
1		3			4
	3		4		5
4		2		3	
3			6		2
	6	5		4	1

②

	6	4	3	5	
		1	2		
1	3			4	5
5	4			3	2
		5	4		
	2	3	5	1	

③

4		5	2		6
	3		5	4	
1		3		2	
	5		6		3
	4	1		6	
3		6	1		4

④

	2			4	
4		3	6		2
1		5	3		6
3	6			5	4
2	1			3	5
		4	2		

→ 答えは P123

51 日目 いくら持ってる？

①〜④のガマ口の中にはいくら入っているでしょう。暗算で、なるべく速く答えてください。

①

答え

②

答え

③

答え

④

答え

→ 答えは P123

名著で書き取り

下の文章は梶井基次郎作『檸檬』の一部です。（　）にあてはまる漢字を答えて文章を完成させ、音読してください。

えたいの知れない不吉な塊が私の心を始終圧えつけていた。

❶（　　　）と言おうか、❷（　　　）と言おうか――酒を飲んだあとに宿酔があるように、酒を毎日飲んでいると宿酔に相当した時期がやって来る。それが来たのだ。これはちょっといけなかった。結果した肺尖カタルや❸（　　　）がいけないのではない。また背を焼くような借金などがいけないのではない。いけないのはその不吉な塊だ。以前私を喜ばせたどんな美しい音楽も、どんな美しい詩の一節も❹（　　　）がならなくなった。蓄音器を聴かせてもらいにわざわざ出かけて行っても、最初の二三小節で不意に立ち上がってしまいたくなる。何かが私を居堪らずさせるのだ。それで始終私は街から街を❺（　　　）し続けていた。

❻（　　　）だかその頃私は見すぼらしくて美しいものに強くひきつけられたのを覚えている。

→ 答えは P123

迷路をたどれ！

53 日目

スタートと同じイラストにたどり着けるのは、ABCのどれでしょう。
道の途中に動物がいたら、それ以上は進めません。

答え

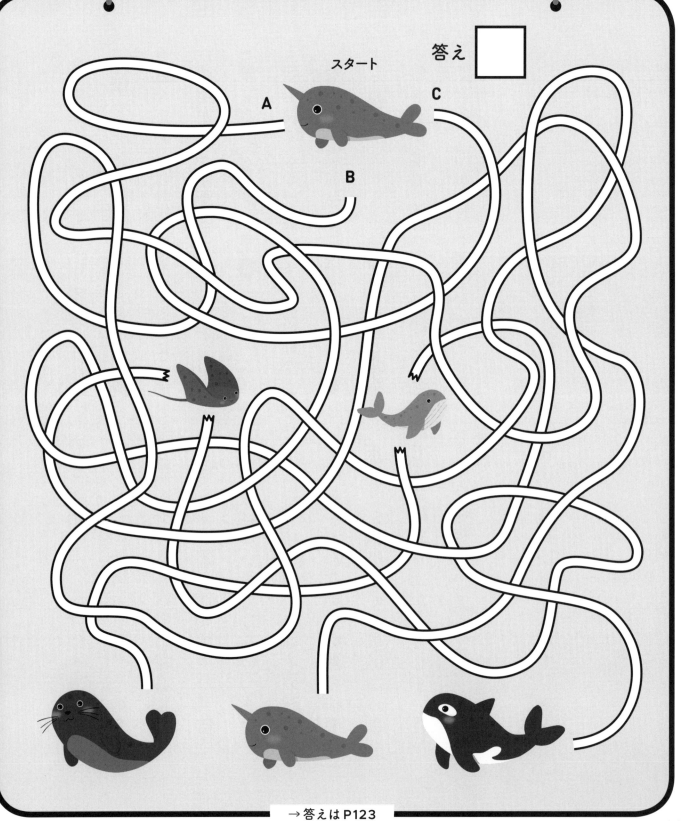

スタート

A

B

C

→答えは P123

①~③の見本の図形を重ねると、右のA~Dのどれかと同じ図形になります。完全に一致する図形をアルファベットで答えてください。

①

見本

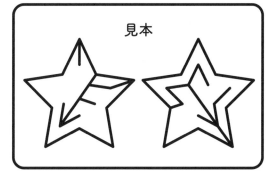

A

B

C

D

答え

②

見本

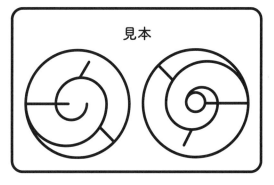

A
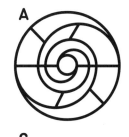

B
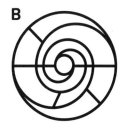

C
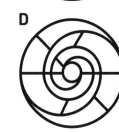

D
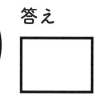

答え

③

見本

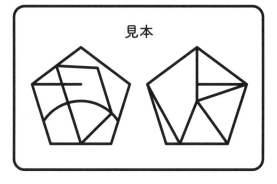

A
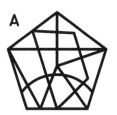

B
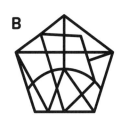

C
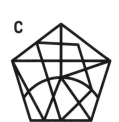

D
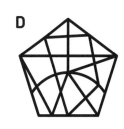

答え

→ 答えは P123

穴あき算数

①〜⑯の計算式の□の中には＋、−、×、÷の記号が入ります。
計算式が成り立つように、□の中に記号を入れてください。

実施日
月　　日

解答時間
分　　秒

① $2 \square 4 = 6$

② $9 \square 7 \square 6 = 8$

③ $3 \square 4 \square 7 = 14$

④ $7 \square 6 \square 2 = 11$

⑤ $1 \square 5 \square 4 = 2$

⑥ $6 \square 3 \square 9 = 12$

⑦ $4 \square 5 \square 1 = 10$

⑧ $5 \square 3 \square 9 = 11$

⑨ $8 \square 5 = 40$

⑩ $3 \square 4 \square 5 = 17$

⑪ $5 \square 6 \square 7 = 23$

⑫ $7 \square 6 \square 5 = 37$

⑬ $2 \square 8 \square 4 = 20$

⑭ $4 \square 4 \square 5 = 21$

⑮ $8 \square 2 \square 3 = 12$

⑯ $3 \square 3 \square 3 = 27$

→ 答えは P123

反転まちがいさがし

上と下のイラストは左右が反転しています。違う部分が7カ所あるので、すべて探してください。また、この問題は塗り絵としても楽しめます。

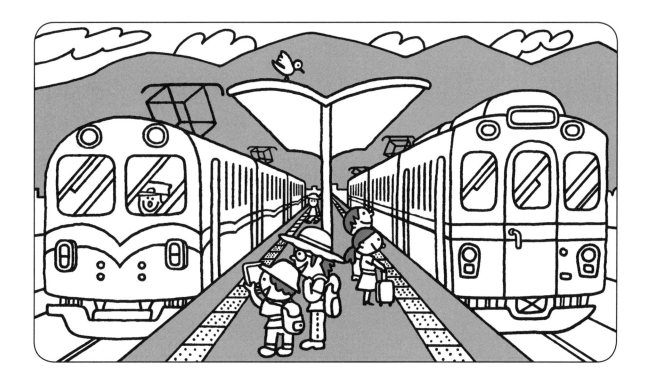

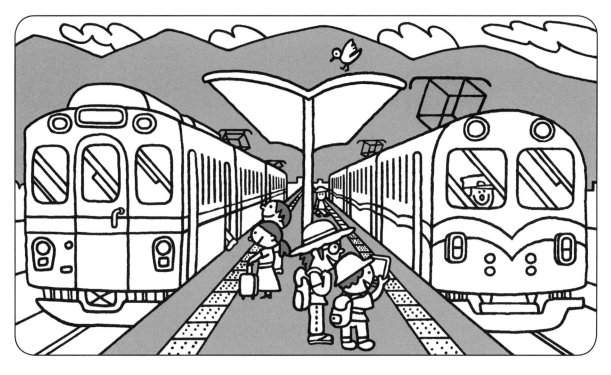

→ 答えは P123

①
・□を下ろす
・□回しをする
・□も葉もない

答え

②
・□を越す
・□が当たる
・□場を迎える

答え

③
・□を持つ
・□を怒らす
・□を並べる

答え

④
・□車に乗る
・大□を叩く
・良薬は□に苦し

答え

⑤
・□の便り
・□当たりが強い
・波□が立つ

答え

⑥
・□を長くする
・□をかしげる
・□を突っ込む

答え

⑦
・□の氏神
・□を待つ
・茶腹も一□

答え

⑧
・□と油
・□に流す
・立て板に□

答え

リスト | 首　肩　水　根　風　口　時　山

→答えは P123

58 日目

欠けたアルファベットは?

①と②には、アルファベットが3文字ずつ足りません。その3文字を並べ替えて英単語を作ってください。共通のヒントは「体の一部」です。

実施日　　月　　日

解答時間　　分　　秒

アルファベット

ABCDEFGHIJKLM NOPQRSTUVWXYZ

① K Z I G B L Q O T J N S C V W Y H P F E X U D

② U Q R N H E C K J A M O B X G Y F S W V Z T D

答え ☐☐☐　　答え ☐☐☐

→答えは P123

カタカナ算数

①〜⑫までの計算式が「カタカナ」で書かれています。頭の中で数字と記号を区別して、なるべく速く暗算で計算してください。

① ゴタスハチタスサンタスロクタスニ ＝ ☐

② ニタスヨンタスサンタスナナヒクゴ ＝ ☐

③ ロクタスハチヒクヨンヒクサンタスロク ＝ ☐

④ イチタスサンタスゴヒクナナタスハチ ＝ ☐

⑤ ヨンタスニタスロクヒクゴタスキュウ ＝ ☐

⑥ サンタスハチヒクヨンタスロクヒクゴ ＝ ☐

⑦ キュウヒクサンタスロクタスゴヒクヨンタスサン ＝ ☐

⑧ ハチヒクナナタスロクタスゴヒクヨンタスサン ＝ ☐

⑨ ナナヒクヨンタスロクヒクゴタスハチヒクサン ＝ ☐

⑩ ジュウナナタスハチヒクキュウタスナナ ＝ ☐

⑪ ナナヒクニタスジュウニタスロクヒクヨン ＝ ☐

⑫ ジュウロクタスゴタスニジュウサンヒクナナ ＝ ☐

→答えは P123

何分たった?

左の時間から右の時間までには何分たっているでしょう。すべて半日以上はたっていないものとします。1時間以上たっていても「分」で答えてください。

実施日

月　　日

解答時間

分　　秒

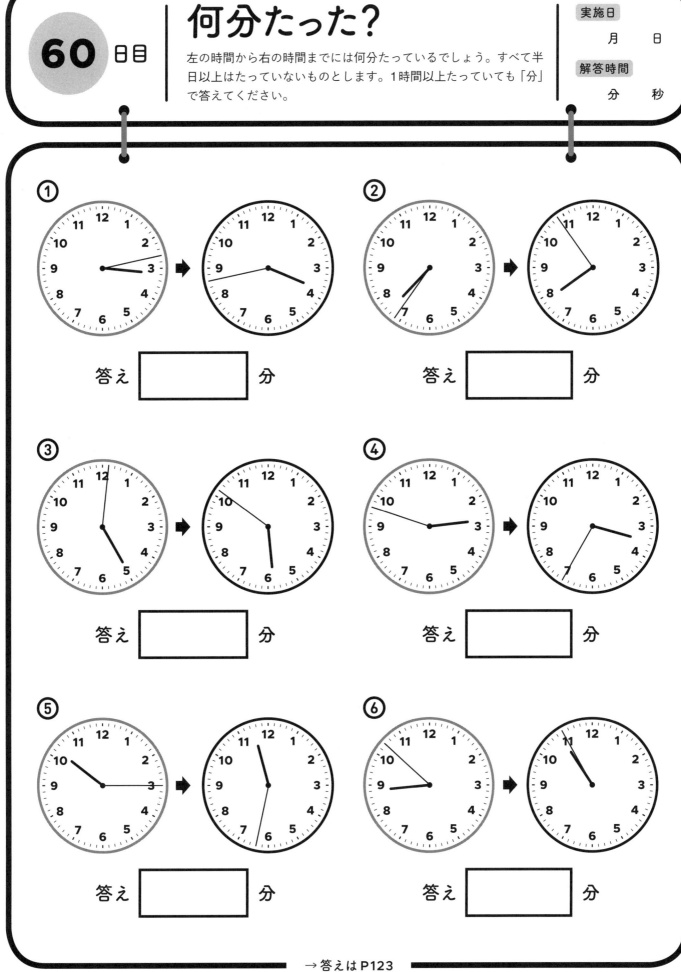

① 答え 〔　　　〕分

② 答え 〔　　　〕分

③ 答え 〔　　　〕分

④ 答え 〔　　　〕分

⑤ 答え 〔　　　〕分

⑥ 答え 〔　　　〕分

→答えは P123

答え

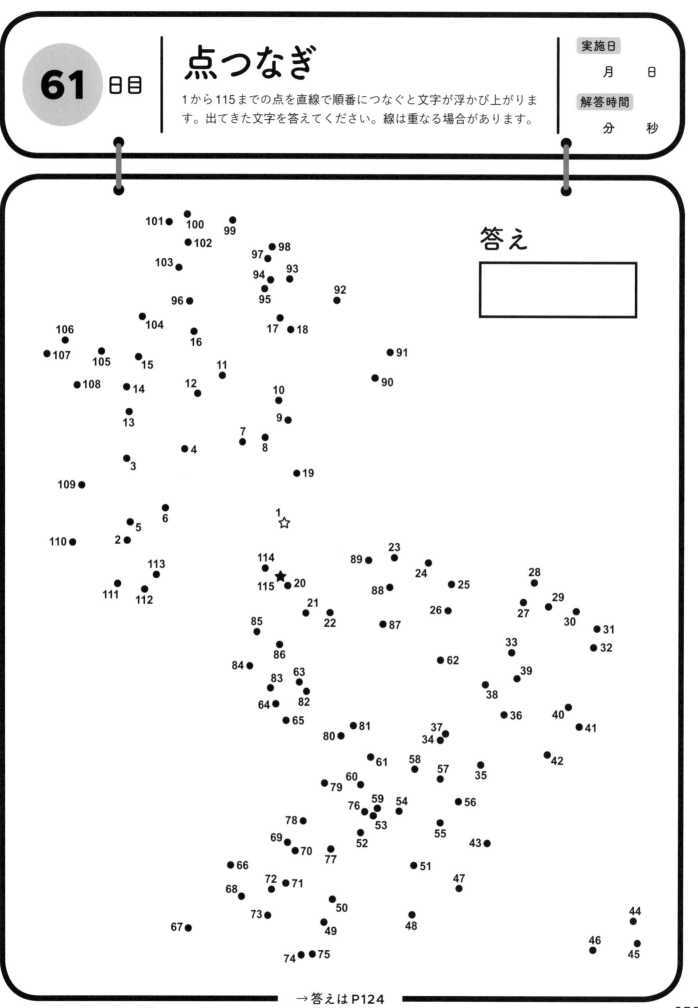

→答えは P124

思い出し漢字クイズ

①～⑥の漢字と同じ部首（へん、つくり、構えなど）を使う漢字を
5個ずつ思い出して書いてください。

① 「た、たへん」の漢字

男					

② 「のぎへん」の漢字

秒					

③ 「にくづき」の漢字

肌					

④ 「いし、いしへん」の漢字

研					

⑤ 「れっか、れんが」の漢字

無					

⑥ 「かねへん」の漢字

針					

→ 答えは P124

隣同士の数字を足して、どんどん上を目指しましょう。一番上の段の太枠に入った数字が答えです。

例

```
      20
    8    12
  3    5    7
1    2    3    4
```

①
```
4  2  5  1
```

②
```
5  7  3  6
```

③
```
7  9  3  2
```

④
```
3  2  7  5
```

⑤
```
8  2  4  6
```

⑥
```
6  9  4  5
```

⑦
```
2  7  4  8
```

⑧
```
9  7  6  5
```

→ 答えは P124

イラスト記憶

下のイラストをよく見て、4枚につき1分で覚えてください。あとで何のイラストが描いてあったか答えてもらいます。

まずは下の4枚を1分で覚えてください。

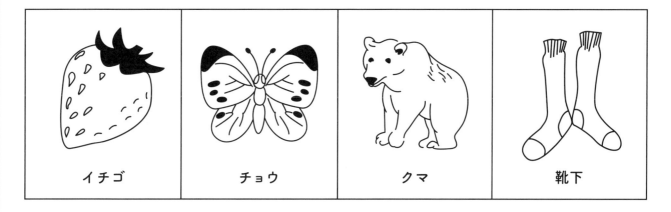

イチゴ	チョウ	クマ	靴下

次の4枚も1分で覚えましょう。

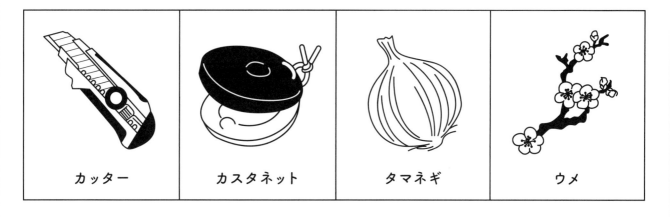

カッター	カスタネット	タマネギ	ウメ

8枚のイラストを合計2分で覚えたら、p116を開いて、
「64日目　イラスト記憶の続き」の指示に従ってください。

→答えはP124

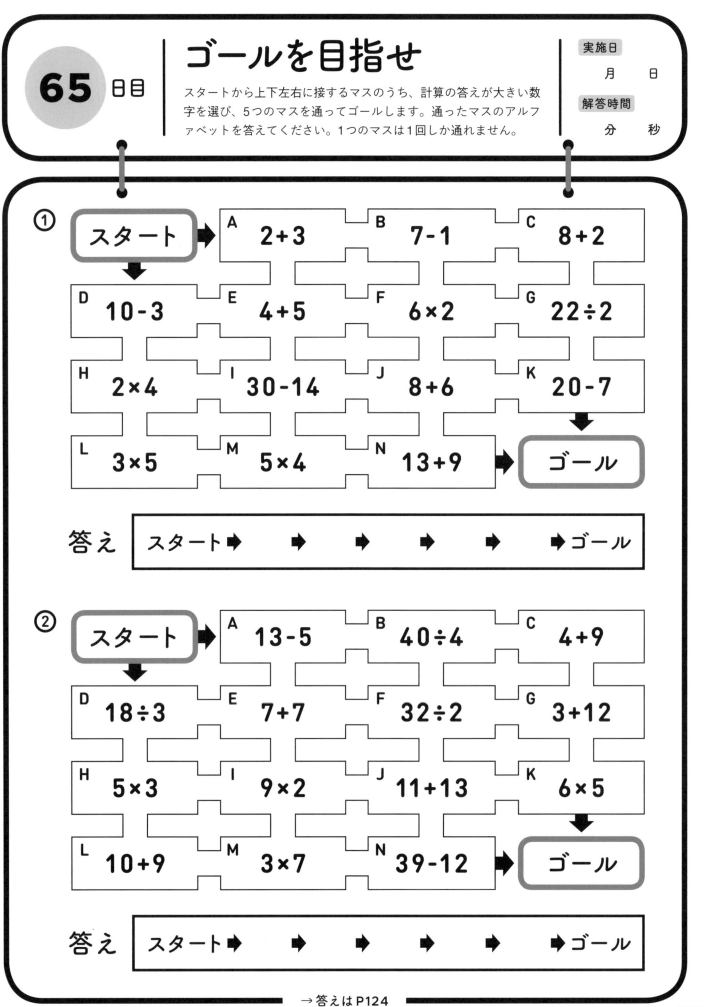

65 日目 | ゴールを目指せ

スタートから上下左右に接するマスのうち、計算の答えが大きい数字を選び、5つのマスを通ってゴールします。通ったマスのアルファベットを答えてください。1つのマスは1回しか通れません。

実施日

月　　日

解答時間

分　　秒

①

スタート➡						
A 2+3	B 7−1	C 8+2
D 10−3	E 4+5	F 6×2	G 22÷2
H 2×4	I 30−14	J 8+6	K 20−7
L 3×5	M 5×4	N 13+9	ゴール

答え　スタート➡ 　➡ 　➡ 　➡ 　➡ 　➡ゴール

②

スタート➡						
A 13−5	B 40÷4	C 4+9
D 18÷3	E 7+7	F 32÷2	G 3+12
H 5×3	I 9×2	J 11+13	K 6×5
L 10+9	M 3×7	N 39−12	ゴール

答え　スタート➡ 　➡ 　➡ 　➡ 　➡ 　➡ゴール

→答えはP124

080

昭和思い出しクイズ

①〜⑥には昭和に起こった出来事が書かれています。当時のことを思い出して、あてはまる答えをA〜Cから選んでください。

① 昭和32〜33年に起こったデフレ現象の通称は？

　A．なべ底不況　　　B．バブル不況　　　C．世紀末不況

答え

② 海外では『SUKIYAKI』というタイトルで
大ヒットした、坂本九の歌は？

　A．明日があるさ　　　B．上を向いて歩こう
　C．涙くんさよなら

答え

③ 昭和50年頃、ダウン・タウン・ブギウギ・バンドが
着たことから大流行したファッションは？

　A．学ラン　　　B．パンタロン　　　C．つなぎ

答え

④ 高田純次が出演した栄養剤のCMで生まれ、
昭和63年の新語・流行語大賞「流行語部門・大衆賞」を
受賞したフレーズは？

　A．ガンバルンバ　　　B．5時から男　　　C．ファイト一発

答え

⑤ 昭和の人気ドラマ『コメットさん』で、
初代コメットさんを演じたのは九重佑三子。
では二代目コメットさんを演じたのは？

　A．大場久美子　　　B．岡田奈々　　　C．香坂みゆき

答え

⑥ 昭和47年、日本に初めてやって来た
2頭のジャイアントパンダの名前はカンカンと何？

　A．ケンケン　　　B．タンタン　　　C．ランラン

答え

→ 答えは P124

同じ絵さがし

①～⑥のイラストは、1枚を除いてどれも見本と微妙に違っています。見本とまったく同じイラストを探し、数字で答えてください。

実施日
月　　日
解答時間
分　　秒

見本

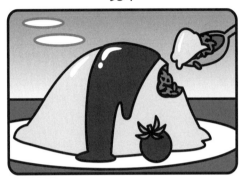

答え

①
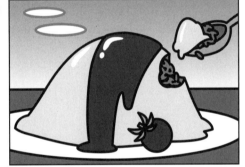

②
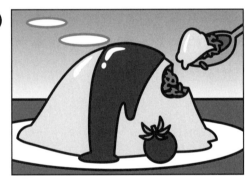

③
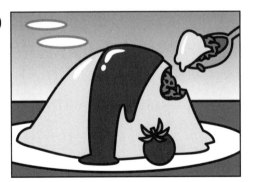

④
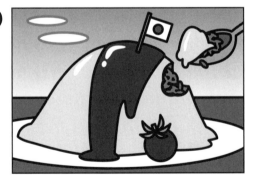

⑤
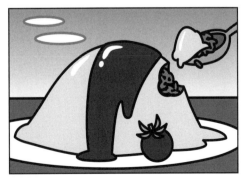

⑥
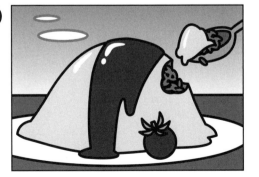

→答えは P124

6×6ナンプレ

例題のルールに従って、①〜④の問題を解いて、空いているマスをすべて埋めてください。

例題

タテ6列、ヨコ6行のそれぞれに、1〜6の数字が必ず1つずつ入ります。2×3マスの太線で囲まれた6個のブロックにも、1〜6の数字が必ず1つずつ入ります。このルールに従って、すべてのマスに数字を書き入れましょう。

3	6	1	4		2
2	4		1	6	
		4	3		1
1		3	6		
	3	2		1	6
5		6	2	3	4

➡

3	6	1	4	5	2
2	4	5	1	6	3
6	5	4	3	2	1
1	2	3	6	4	5
4	3	2	5	1	6
5	1	6	2	3	4

①

		3	2		
6		5	4		1
3	5			2	4
		4	3		
4	1			6	3
5		6	1		2

②

6		2	3		4
	4			2	
2		6	5		1
4	1			6	3
		3	4		
5		4	1		2

③

3				6	2
4	2	6			5
		3	1	5	
	4	5	6		
5			2	3	6
6	3				1

④

			6	5	
3	4			1	2
5	2			6	3
		3	1		
1	5			4	6
6		4	2		1

→ 答えは P124

69 日目 | # クロスワードパズル

タテ・ヨコのカギをヒントに問題を解き、A〜Dのマスに入る文字を並べてできる言葉を答えてください。小さい「ッ」や「ャ」なども大きな文字として扱います。

実施日		
	月	日
解答時間		
	分	秒

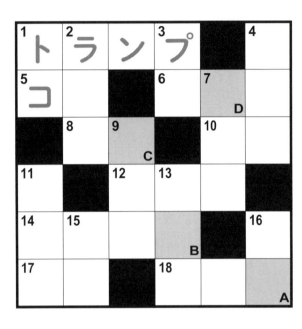

答え

A	B	C	D

タテのカギ

1　座敷の○○の間に掛け軸を飾る
2　野球で、右翼を守る外野手
3　アマチュアから○○へ転向
4　母親のお腹の○○○の中で育つカンガルー
7　時間があるときにおかずを○○○置き
9　番組に招かれるお客様
11　つぼ焼きがおいしい巻き貝
13　万年筆に補充する液体
15　冬に旬を迎える、出世魚の代表格
16　同じ○○の飯を食った仲間

ヨコのカギ

1　「ババ抜き」や「七並べ」で使うカード
5　日本庭園の池で泳ぐ魚
6　岩壁をよじ登る○○○クライミング
8　バラの茎に生えている
10　碁石の色は白と？
12　事件の真相を解き明かす○○○小説
14　落語家が座る和風クッション
17　YシャツにあってTシャツにない
18　○○○に乗って、海までドライブ

→ 答えは P124

積み木の形は?

例のように、①〜③それぞれの方向から見ると積み木はどんな形になっているでしょう。A〜Hの中から選んで答えてください。

例

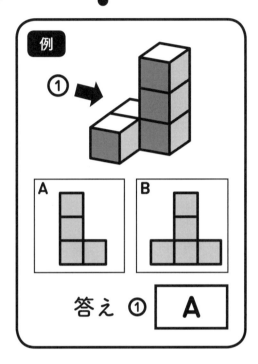

① ＝ **A**

答え ①

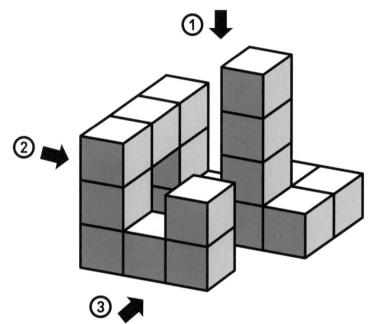

A
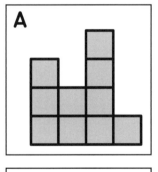

B
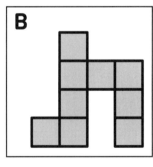

C
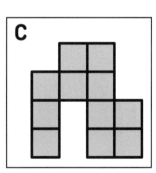

D
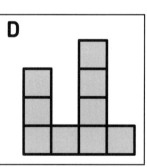

E
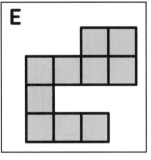

F
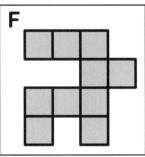

G
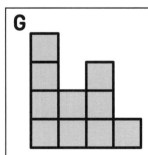

H
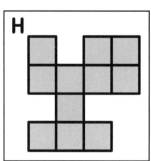

答え ① ② 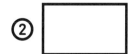 ③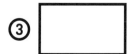

→答えは P124

穴あき算数

①～⑯の計算式の□の中には＋、－、×、÷の記号が入ります。計算式が成り立つように、□の中に記号を入れてください。

実施日　　月　　日

解答時間　　分　　秒

① $3 \square 5 = 8$

② $5 \square 3 \square 8 = 10$

③ $4 \square 2 \square 5 = 11$

④ $2 \square 5 \square 4 = 3$

⑤ $9 \square 3 \square 5 = 8$

⑥ $7 \square 2 \square 6 = 11$

⑦ $2 \square 1 \square 6 = 9$

⑧ $6 \square 4 \square 5 = 7$

⑨ $7 \square 7 = 49$

⑩ $4 \square 2 \square 5 = 13$

⑪ $3 \square 4 \square 5 = 7$

⑫ $6 \square 3 \square 9 = 9$

⑬ $5 \square 6 \square 7 = 37$

⑭ $9 \square 4 \square 3 = 39$

⑮ $8 \square 4 \square 6 = 12$

⑯ $4 \square 5 \square 6 = 120$

→答えは P124

まちがいさがし

上と下のイラストには、違う部分が7カ所あります。間違いをすべ
て探してください。また、この問題は塗り絵としても楽しめます。

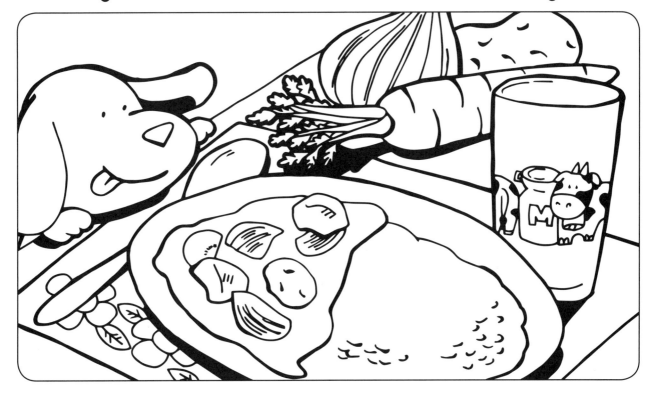

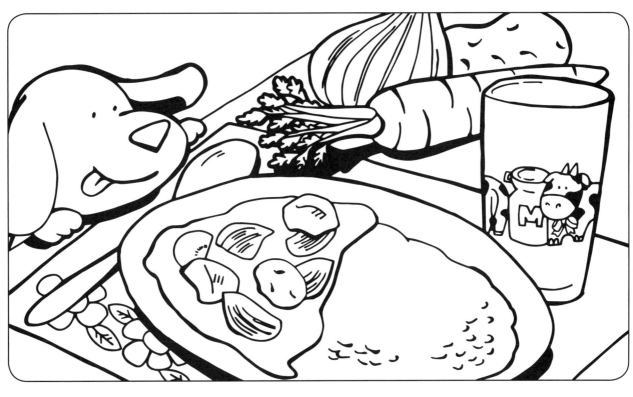

→ 答えは P125

二字熟語パズル

73日目

①～⑧の中央には、例のように上下左右の文字とつながって二字熟語になる共通の漢字が入ります。□に入る文字をリストから選んで答えてください。

実施日　　月　　日
解答時間　　分　　秒

例

```
    強
    ↓
温→風→雨
    ↓
    呂
```

① 蚊 / 手 □ 尻 / 簿

② 河 / 児 □ 謡 / 心

③ 朗 / 速 □ 酬 / 道

④ 累 / 設 □ 測 / 算

⑤ 概 / 記 □ 頭 / 願

⑥ 芝 / 隠 □ 候 / 住

⑦ 結 / 歳 □ 端 / 尾

⑧ 和 / 演 □ 唱 / 声

リスト　風 計 居 童 歌 報 念 末 帳

→ 答えは P125

欠けたアルファベットは？

74 日目

①と②には、アルファベットが3文字ずつ足りません。その3文字を並べ替えて英単語を作ってください。共通のヒントは「高い！」です。

実施日　　月　　日

解答時間　　分　　秒

アルファベット

ABCDEFGHIJKLM
NOPQRSTUVWXYZ

①

D S B R
M X E Q
I Z J
P W
T o C V
G
H A N

②

W E F G
U T V
P N Z
Q
H L
O I M C
D B R A
X

答え ☐☐☐

答え ☐☐☐

→答えは P125

ひらがな算数

①〜⑫までの計算式が「ひらがな」で書かれています。頭の中で数字と記号を区別して、なるべく速く暗算で計算してください。

実施日　月　日　解答時間　分　秒

① さんたすよんたすいちたすろくたすご ＝ ☐

② にたすよんたすごたすさんひくろく ＝ ☐

③ ろくたすごひくよんひくにたすはち ＝ ☐

④ いちたすにたすななひくきゅうたすさん ＝ ☐

⑤ よんたすはちたすななひくきゅうたすご ＝ ☐

⑥ ごたすななひくろくたすよんひくに ＝ ☐

⑦ ななひくごたすさんひくいちたすろく ＝ ☐

⑧ はちひくいちたすさんたすろくひくはちたすご ＝ ☐

⑨ ろくひくさんたすごたすきゅうひくななたすよん ＝ ☐

⑩ きゅうたすはちひくにたすごひくじゅうなな ＝ ☐

⑪ ろくひくにたすななたすじゅうごひくよん ＝ ☐

⑫ にじゅうさんたすよんたすななひくじゅうきゅう ＝ ☐

→ 答えは P125

あるなしクイズ

「ある」と「ない」のグループにそれぞれ4つの言葉が並んでいます。
「ある」のグループに共通するのは何でしょう。

①

ある	ない
海	川
みどり	きいろ
山	草原
勤労	休養

答え

②

ある	ない
人形	おてだま
相撲	柔道
笛	太鼓
文字	手紙

答え

③

ある	ない
スネイク	ラット
デコポン	夏みかん
あくび	しゃっくり
味方	敵

答え

→ 答えは P125

点つなぎ

1から90までの点を直線で順番につないでいくと絵が浮かび上がります。出てきた絵を答えてください。線は重なる場合があります。

実施日　　月　　日

解答時間　　分　　秒

答え

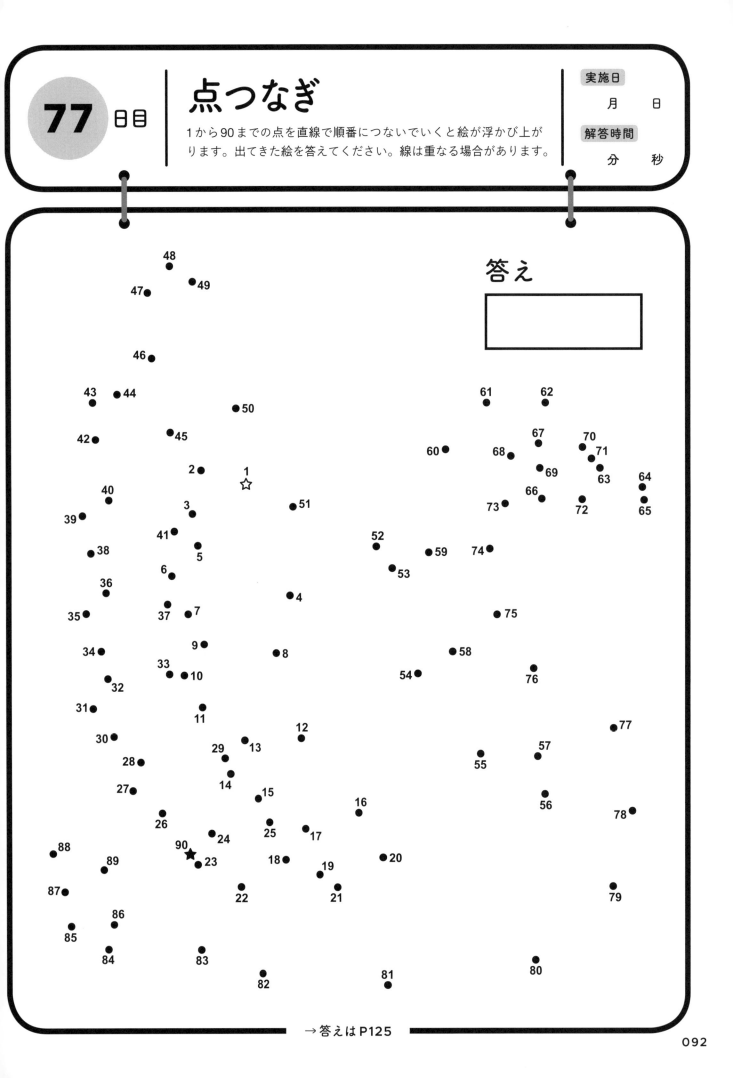

→答えは P125

78 日目 | 思い出し漢字クイズ

①〜⑥の漢字と同じ部首（へん、つくり、構えなど）を使う漢字を
5個ずつ思い出して書いてください。

実施日

月　　　日

解答時間

分　　　秒

① 「しめす、しめすへん」の漢字

| 禄 | | | | | |

② 「め、めへん」の漢字

| 直 | | | | | |

③ 「むし、むしへん」の漢字

| 蜆 | | | | | |

④ 「やま、やまへん」の漢字

| 岩 | | | | | |

⑤ 「ゆみ、ゆみへん」の漢字

| 弟 | | | | | |

⑥ 「りっしんべん」の漢字

| 悟 | | | | | |

→ 答えは P125

79 日目 | ピラミッド足し算

隣同士の数字を足して、どんどん上を目指しましょう。一番上の段の太枠に入った数字が答えです。

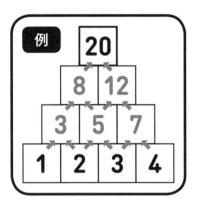

例

```
      20
    8   12
   3   5   7
  1   2   3   4
```

①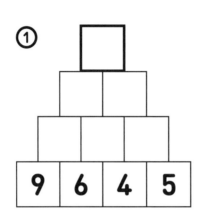

9 6 4 5

②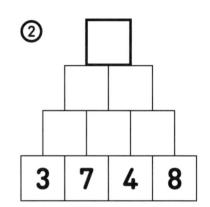

3 7 4 8

③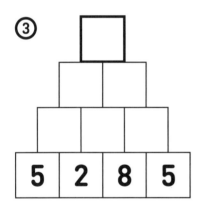

5 2 8 5

④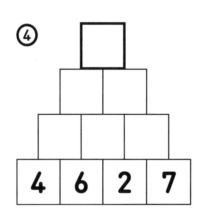

4 6 2 7

⑤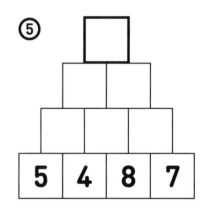

5 4 8 7

⑥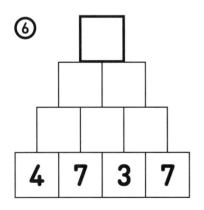

4 7 3 7

⑦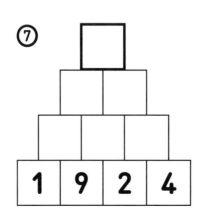

1 9 2 4

⑧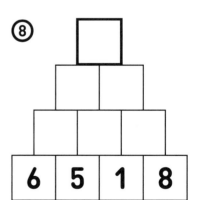

6 5 1 8

→答えは P125

迷路をたどれ！

スタートと同じイラストにたどり着けるのは、ABCのどれでしょう。道の途中に動物がいたら、それ以上は進めません。

実施日

月　　　日

解答時間

分　　　秒

答え

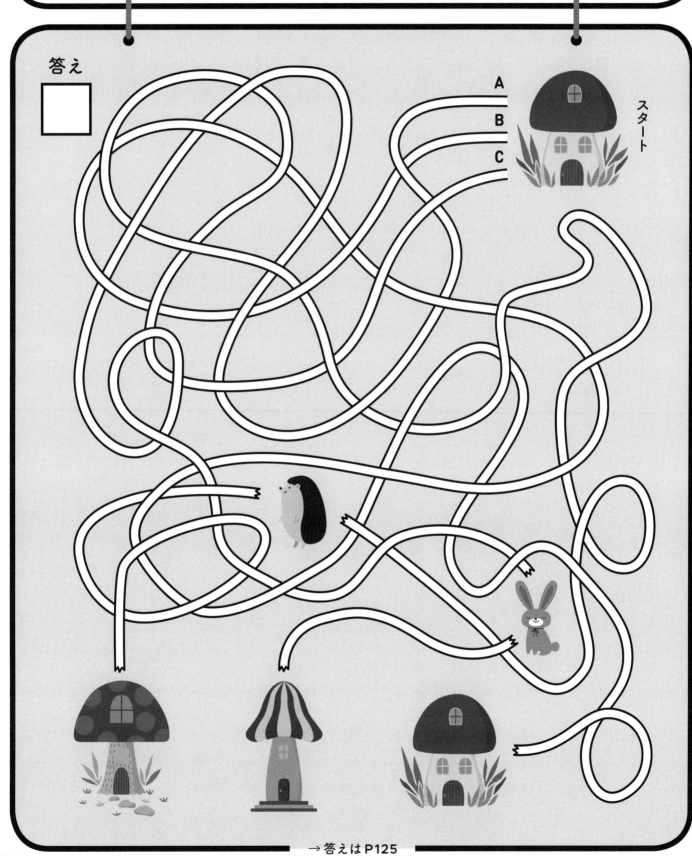

A

B

C

スタート

→答えは P125

81日目 名著で書き取り

実施日　　月　　日
解答時間　　分　　秒

下の文章は太宰治作『走れメロス』の一部です。（　）にあてはまる漢字を答えて文章を完成させ、音読してください。

メロスは❶（　　　）（げきど）した。必ず、かの邪智暴虐（じゃちぼうぎゃく）の王を除かなければならぬと決意した。メロスには政治がわからぬ。メロスは、村の牧人（ぼくじん）である。笛を吹き、羊と遊んで暮して来た。けれども❷（　　　）（じゃあく）に対しては、人一倍に敏感であった。きょう❸（　　　）（みめい）メロスは村を出発し、野を越え山越え、十里はなれた此のシラクスの市にやって来た。メロスには父も、母も無い。女房も無い。十六の、内気な妹と二人暮しだ。この妹は、村の或る律気（りちぎ）な一牧人を、近々、❹（　　　）（はなむこ）として迎える事になっていた。結婚式も間近かなのである。メロスは、それゆえ、花嫁の衣裳やら祝宴の❺（　　　）（ごちそう）やらを買いに、はるばる市にやって来たのだ。先ず、その品々を買い集め、それから都の大路をぶらぶら歩いた。メロスには❻（　　　）（ちくば）の友があった。セリヌンティウスである。今は此のシラクスの市で、石工（いしく）をしている。その友を、これから訪ねてみるつもりなのだ。

→ 答えは P125

82 日目 | 昭和思い出しクイズ

①〜⑥には昭和に起こった出来事が書かれています。当時のことを思い出して、あてはまる答えをA〜Cから選んでください。

実施日　月　日

解答時間　分　秒

① 昭和39年の日本レコード大賞受賞曲
『愛と死をみつめて』を歌った歌手は？

　A．青山和子　　B．いしだあゆみ　　C．島倉千代子

答え

② 昭和46年12月〜昭和47年11月に放送。主人公の
鏡京太郎が鏡の光を利用して変身した巨大ヒーローは？

　A．イナズマン　　B．ミラーマン　　C．レインボーマン

答え

③「人間だったらよかったんだけどねぇ」のフレーズが
話題となったCMに出演していた動物タレントは？

　A．犬のゴン太　　B．象のはな子　　C．牛の吉田君

答え

④ 昭和47年に田中角栄が発表した政策綱領
「日本列島〇〇〇」。〇の部分に入る言葉は？

　A．開発論　　B．改造論　　C．再生論

答え

⑤「マイトガイ」の愛称で、
日活の看板スターとして活躍した俳優は？

　A．小林旭　　B．宍戸錠　　C．二谷英明

答え

⑥ 熱血スポ根マンガ『柔道一直線』で、
主人公の一条直也が使う必殺技は？

　A．電撃車　　B．地獄車　　C．大和車

答え

→ 答えは P125

仲間外れさがし

①～④には、微妙に違うイラストが紛れ込んでいます。仲間外れの
イラストを探して○をつけてください。

①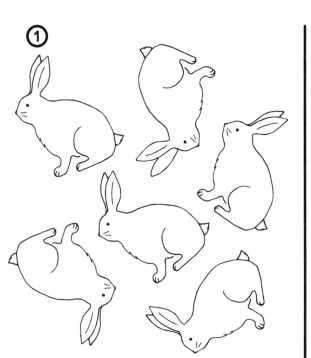

②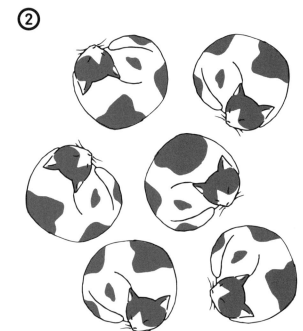

③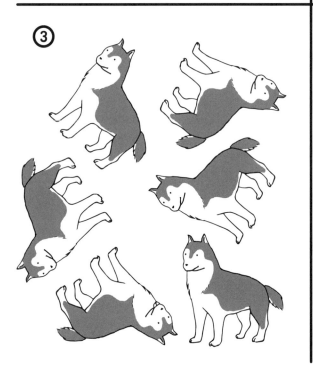

④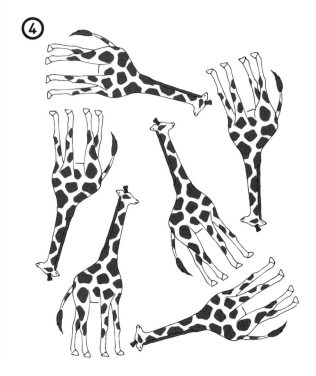

→答えは P126

6×6ナンプレ

例題のルールに従って、①～④の問題を解いて、空いているマスをすべて埋めてください。

実施日　　月　　日
解答時間　　分　　秒

例題

タテ6列、ヨコ6行のそれぞれに、1～6の数字が必ず1つずつ入ります。2×3マスの太線で囲まれた6個のブロックにも、1～6の数字が必ず1つずつ入ります。このルールに従って、すべてのマスに数字を書き入れましょう。

3	6	1	4		2
2	4			1	6
		4	3		1
1		3	6		
	3	2		1	6
5		6	2	3	4

→

3	6	1	4	5	2
2	4	5	1	6	3
6	5	4	3	2	1
1	2	3	6	4	5
4	3	2	5	1	6
5	1	6	2	3	4

①

5	1			6	4
		6	3		
1	3			5	2
	6	5	1	4	
3		1	4		6
	4			3	

②

4	3		5		1
	2	1		3	
6	4	5			
			6	4	5
	5		3	6	
2		3		5	4

③

	6			2	
	5	2	3	1	
5		1	6		2
3	2			5	4
		4	5		
6		5	2		1

④

3			1	5	
	2	1	6		4
6	5			4	
	3			2	6
2		3	4	1	
	1	5			3

→ 答えは P126

いくら持ってる?

①～④のガマ口の中にはいくら入っているでしょう。暗算で、なるべく速く答えてください。

実施日

月　　　日

解答時間

分　　　秒

①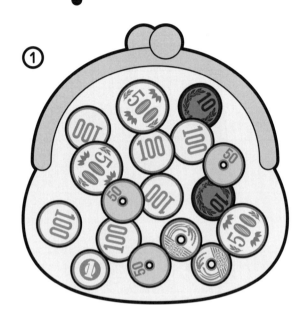

答え ☐

②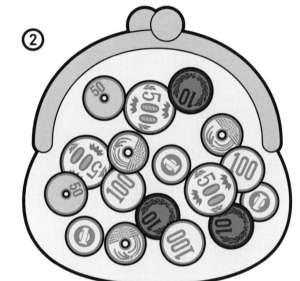

答え ☐

③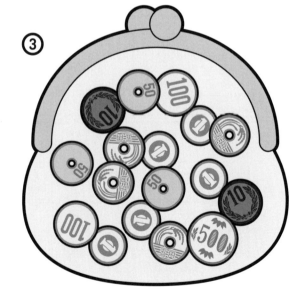

答え ☐

④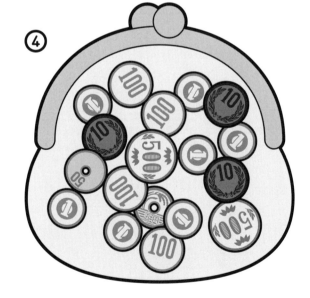

答え ☐

→答えは P126

相方をさがせ！

A〜Pの図形の中には、2つを合体させることで正方形になる組み合わせが8個あります。その組み合わせをすべて答えてください。

実施日

月　日

解答時間

分　秒

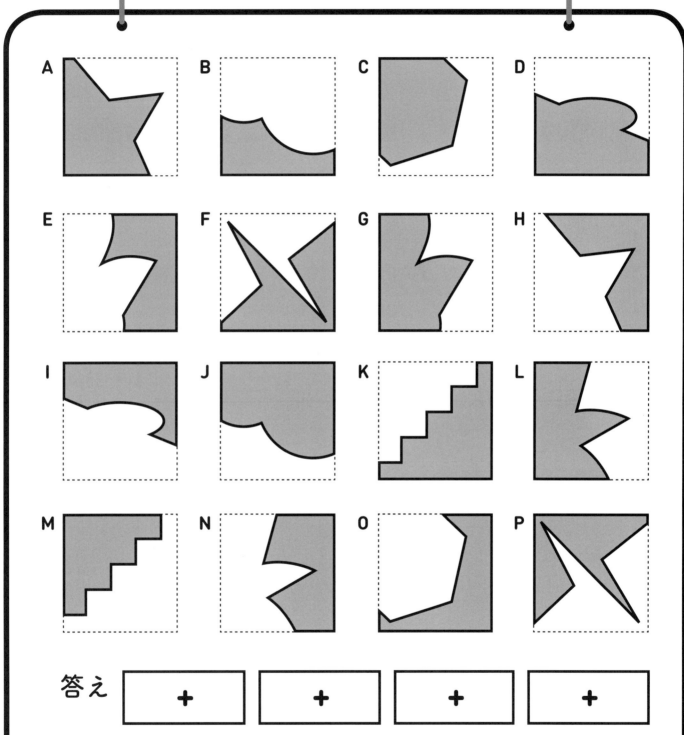

答え

+	+	+	+
+	+	+	+

→ 答えは P126

穴あき算数

①～⑯の計算式の□の中には＋、－、×、÷の記号が入ります。計算式が成り立つように、□の中に記号を入れてください。

実施日　月　日

解答時間　分　秒

① $5 \boxed{} 1 = 6$

② $9 \boxed{} 3 \boxed{} 2 = 8$

③ $5 \boxed{} 7 \boxed{} 3 = 15$

④ $8 \boxed{} 2 \boxed{} 6 = 4$

⑤ $4 \boxed{} 3 \boxed{} 5 = 2$

⑥ $7 \boxed{} 6 \boxed{} 9 = 10$

⑦ $3 \boxed{} 2 \boxed{} 4 = 10$

⑧ $6 \boxed{} 2 \boxed{} 1 = 5$

⑨ $8 \boxed{} 8 = 64$

⑩ $9 \boxed{} 9 \boxed{} 5 = 86$

⑪ $9 \boxed{} 8 \boxed{} 7 = 65$

⑫ $6 \boxed{} 5 \boxed{} 4 = 26$

⑬ $8 \boxed{} 2 \boxed{} 6 = 22$

⑭ $7 \boxed{} 6 \boxed{} 5 = 37$

⑮ $9 \boxed{} 3 \boxed{} 9 = 27$

⑯ $4 \boxed{} 4 \boxed{} 4 = 64$

→答えは P126

88日目 | 反転まちがいさがし

上と下のイラストは左右が反転しています。違う部分が5カ所あるので、すべて探してください。また、この問題は塗り絵としても楽しめます。

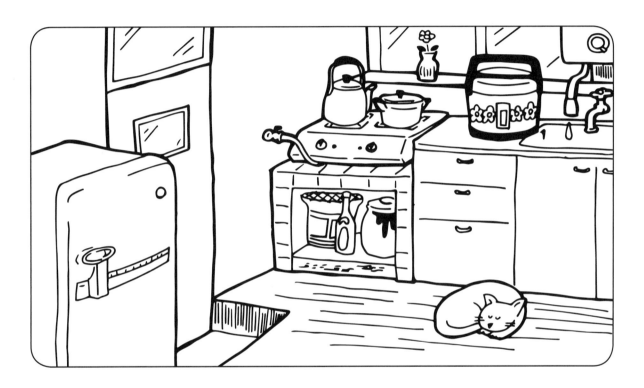

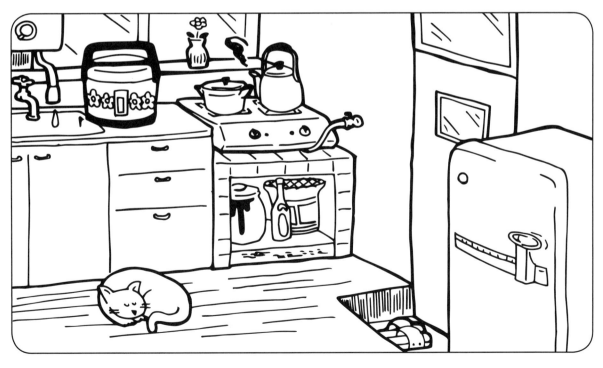

→ 答えは P126

慣用句パズル

各問題の□の中には共通する漢字が入って慣用句になります。①〜⑧にそれぞれ入る漢字をリストから選んで答えてください。

実施日　　月　　日
解答時間　　分　　秒

①
- ・□ が利く
- ・□ が高い
- ・目□ が付く

答え
　　

②
- ・□ が立つ
- ・□ を走らせる
- ・□ を執る

答え
　　

③
- ・□ が合う
- ・竹□ の友
- ・□ の背を分ける

答え
　　

④
- ・焼け□ に水
- ・□ の上にも三年
- ・他山の□

答え
　　

⑤
- ・□ が鳴る
- ・□ を磨く
- ・□ に覚えがある

答え
　　

⑥
- ・□ が据わる
- ・□ に銘じる
- ・度□ を抜く

答え
　　

⑦
- ・□ に鰹節
- ・□ の額
- ・□ の手も借りたい

答え
　　

⑧
- ・□ がすく
- ・□ を張る
- ・□ を躍らせる

答え
　　

リスト　石　胸　腕　鼻　筆　肝　馬　猫

→答えは P126

欠けたアルファベットは？

①と②には、アルファベットが3文字ずつ足りません。その3文字を並べ替えて英単語を作ってください。共通のヒントは「温故知新」です。

実施日　　月　　日

解答時間　　分　　秒

アルファベット

ABCDEFGHIJKLM
NOPQRSTUVWXYZ

①

C S R B
F U Y
I Q P H
V
M G L
O X D
A K Z J T

②

R Z M K P
Z
E M T U
C G T S
F N
I J Q
X V A
H W Y B

答え ☐☐☐　　答え ☐☐☐

→答えは P126

カタカナ算数

①〜⑫までの計算式が「カタカナ」で書かれています。頭の中で数字と記号を区別して、なるべく暗算で計算してください。

① イチタスゴタスサンタスナナタスイチ =

② ニタスロクタスゴタスハチヒクキュウ =

③ サンタスハチヒクニヒクロクタスヨン =

④ ヨンタスナナタスキュウヒクニタスイチ =

⑤ ゴタスハチタスゴヒクヨンタスロク =

⑥ ロクタスイチヒクナナタスゴヒクサン =

⑦ ナナヒクヨンタスハチヒクゴタスサン =

⑧ ハチヒクニタスサンタスゴヒクハチタスキュウ =

⑨ キュウヒクナナタスハチタスゴヒクニタスロク =

⑩ ジュウタスハチヒクヨンタスロクヒクハチ =

⑪ ジュウイチヒクナナタスヨンタスハチヒクゴ =

⑫ ジュウニタスサンジュウゴタスロクヒクヨン =

→答えは P126

何分たった?

左の時間から右の時間までには何分たっているでしょう。すべて半日以上はたっていないものとします。1時間以上たっていても「分」で答えてください。

実施日
　　月　　日

解答時間
　　分　　秒

① 答え 　　　　　分

② 答え 　　　　　分

③ 答え 　　　　　分

④ 答え 　　　　　分

⑤ 答え 　　　　　分

⑥ 答え 　　　　　分

→答えは P127

思い出し漢字クイズ

①〜⑥の漢字と同じ部首（へん、つくり、構えなど）を使う漢字を
5個ずつ思い出して書いてください。

① 「たまへん、おう、おうへん」の漢字

珍 ☐ ☐ ☐ ☐ ☐

② 「たつ、たつへん」の漢字

童 ☐ ☐ ☐ ☐ ☐

③ 「くさかんむり」の漢字

草 ☐ ☐ ☐ ☐ ☐

④ 「うかんむり」の漢字

守 ☐ ☐ ☐ ☐ ☐

⑤ 「たけかんむり」の漢字

筍 ☐ ☐ ☐ ☐ ☐

⑥ 「りっとう」の漢字

刊 ☐ ☐ ☐ ☐ ☐

→答えは P127

ピラミッド足し算

隣同士の数字を足して、どんどん上を目指しましょう。一番上の段の太枠に入った数字が答えです。

実施日　月　日
解答時間　分　秒

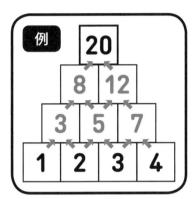

例
20
8　12
3　5　7
1　2　3　4

①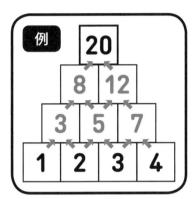
2　1　8　2

②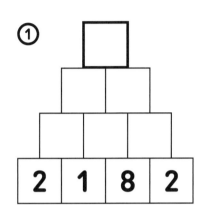
2　3　8　8

③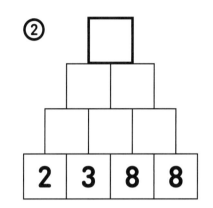
9　9　6　5

④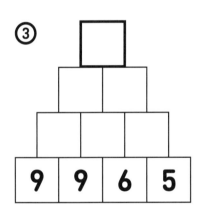
3　9　8　2

⑤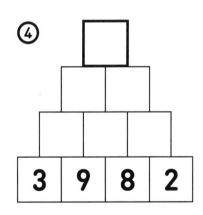
4　1　7　4

⑥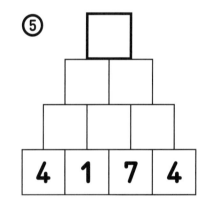
4　5　7　3

⑦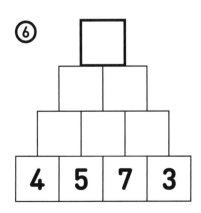
4　9　6　5

⑧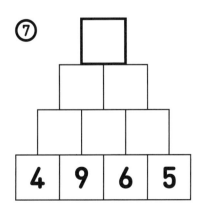
2　6　8　4

→ 答えは P127

95 日目 | イラスト記憶

下のイラストをよく見て、4枚につき1分で覚えてください。あとで何のイラストが描いてあったか答えてもらいます。

実施日
月　　　日

解答時間
分　　　秒

まずは下の4枚を1分で覚えてください。

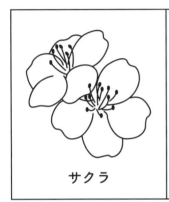
サクラ

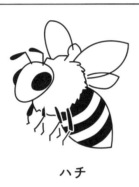
ハチ

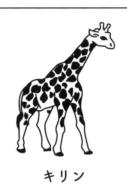
キリン

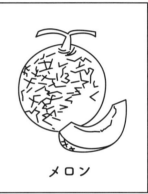
メロン

次の4枚も1分で覚えましょう。

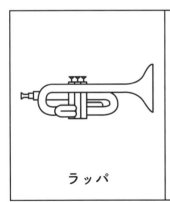
ラッパ

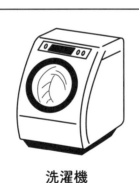
洗濯機

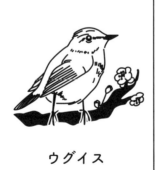
ウグイス

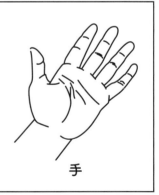
手

8枚のイラストを合計2分で覚えたら、p117を開いて、
「95日目　イラスト記憶の続き」の指示に従ってください。

→ 答えは P127

110

昭和思い出しクイズ

①〜⑥には昭和に起こった出来事が書かれています。当時のことを思い出して、あてはまる答えをA〜Cから選んでください。

実施日　　月　　日

解答時間　　分　　秒

① 昭和22年に発表された『東京ブギウギ』の大ヒットで、「ブギの女王」として一世を風靡した歌手は？

A．梓みちよ　　B．笠置シヅ子　　C．雪村いづみ

答え □

② 昭和39年頃に東京・銀座の○○○通り近辺にたむろしていたことから命名された「○○○族」。○の部分に入る言葉は？

A．ながら　　B．竹の子　　C．みゆき

答え □

③ 地方により「べったん」「ぱんす」「ぱっちん」などの呼び名がある、子どもの遊び道具は？

A．おはじき　　B．こま　　C．めんこ

答え □

④ 昭和42年に発売され、記録的大ヒットとなったザ・フォーク・クルセダーズの曲は？

A．帰って来たヨッパライ　B．走れコウタロー　C．受験生ブルース

答え □

⑤ 昭和61年の社会党委員長就任時に発した言葉「やるしかない」で、同年の新語・流行語大賞「特別賞」を受賞した女性は？

A．福島みずほ　　B．山東昭子　　C．土井たか子

答え □

⑥ 昭和44年に放送を開始したテレビ番組『クイズ タイムショック』の初代司会者は？

A．児玉清　　B．田宮二郎　　C．伊東四朗

答え □

→ 答えは P127

同じ絵さがし

①〜⑥のイラストは、1枚を除いてどれも見本と微妙に違っています。見本とまったく同じイラストを探し、数字で答えてください。

実施日

月　日

解答時間

分　秒

見本

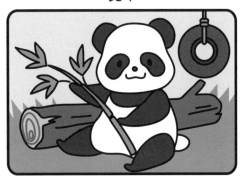

答え

①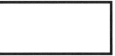

②

③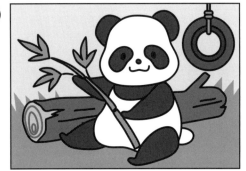

④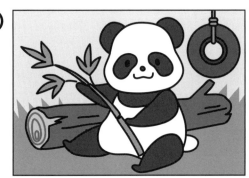

⑤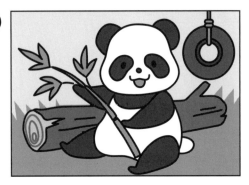

⑥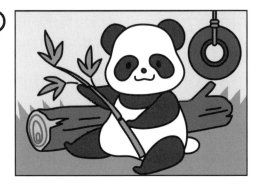

→ 答えは P127

6×6ナンプレ

例題のルールに従って、①～④の問題を解いて、空いているマスをすべて埋めてください。

例題

タテ6列、ヨコ6行のそれぞれに、1～6の数字が必ず1つずつ入ります。2×3マスの太線で囲まれた6個のブロックにも、1～6の数字が必ず1つずつ入ります。このルールに従って、すべてのマスに数字を書き入れましょう。

3	6	1	4		2
2	4		1	6	
		4	3		1
1		3	6		
	3	2		1	6
5		6	2	3	4

➡

3	6	1	4	5	2
2	4	5	1	6	3
6	5	4	3	2	1
1	2	3	6	4	5
4	3	2	5	1	6
5	1	6	2	3	4

①

	5		3	1	6
6	1	3			
		1		3	5
5	3		4		
			1	5	4
1	4	5		2	

②

6	1			2	4
			4	5	
3	2			6	5
	5	6	1	3	
5					1
1	4			5	3

③

	2	3		1	6
6		1	2		5
1	5				
				5	4
3		2	5		1
4	1		3	6	

④

1		2	5		6
	6			2	
4		5	3		1
6		1	2		5
	1		5		
2		4	6		3

→答えはP127

99 日目 ┃ クロスワードパズル

タテ・ヨコのカギをヒントに問題を解き、A〜Dのマスに入る文字を並べてできる言葉を答えてください。小さい「ッ」や「ャ」なども大きな文字として扱います。

実施日
月　　　日
解答時間
分　　　秒

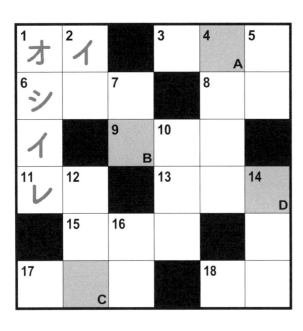

答え

A	B	C	D

タテのカギ

1　和室で、布団などを収納する場所
2　○○がピッタリ合った名コンビ
4　アユ漁が○○○○される
5　髪をとくのに使う道具
7　中心部に琵琶湖がある県
10　温泉で日々の○○○を癒やしたい
12　大晦日から元旦にかけて鳴らす○○○の鐘
14　春から夏、夏から秋……と移る
16　タイヤやホースの素材

ヨコのカギ

1　きょうだいの息子
3　調理師の○○○を取るために日々勉強
6　「サインください！」と出す厚紙
8　ことわざ「○○の上にも三年」
9　オーケストラの団員たちが演奏
11　スーパーなどの精算所
13　窓を開けて空気の入れ換え
15　洗剤を使ってキレイに落とす
17　イチゴなどを砂糖で煮詰めた食品
18　竹、梅と並ぶ縁起のいい植物

→ 答えは P127

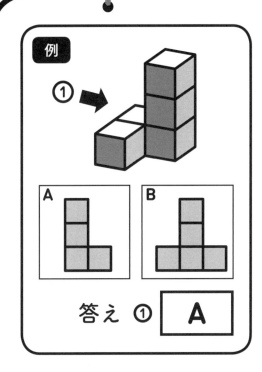

積み木の形は？

100 日目

例のように、①〜③それぞれの方向から見ると積み木はどんな形になっているでしょう。A〜Hの中から選んで答えてください。

実施日
　　月　　日

解答時間
　　分　　秒

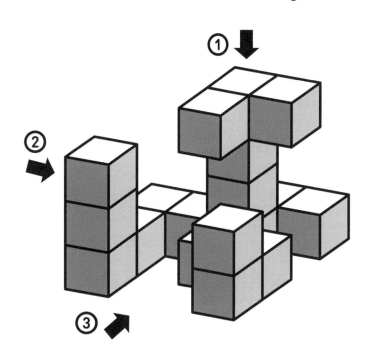

例

答え ① A

A
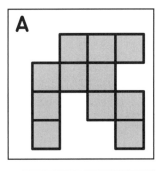

B
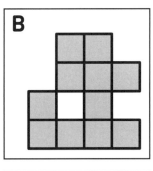

C
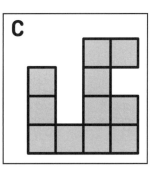

D
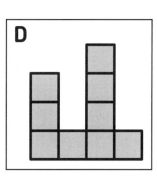

E
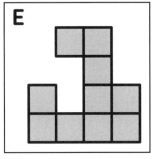

F
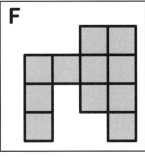

G
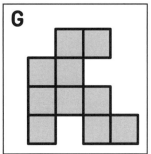

H
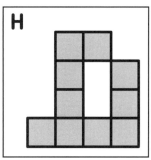

答え ① 　② 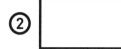　③

→答えは P127

115

36 日目 | イラスト記憶の続き

囲みの中から、できるだけ速く「ぬ」に○をつけてください。

> わこにすぬけえひぬしるあいそくちぬぴえぬりれい
> にふえかぬぬほしえぬやをんぬいこすふみぬけへ

36日目のページに出てきたイラストを思い出してすべて答えてください。
答えは漢字でも、ひらがな、カタカナでもかまいません。

→ 答えは P121

64 日目 | イラスト記憶の続き

囲みの中から、できるだけ速く「へ」に○をつけてください。

> ゆへにたしろのへやへしろちへをひこへあへきん
> えもへけりこしへきへそまへくぬむなれこきすせん

64日目のページに出てきたイラストを思い出してすべて答えてください。
答えは漢字でも、ひらがな、カタカナでもかまいません。

→ 答えは P124

95 日目 | イラスト記憶の続き

囲みの中から、できるだけ速く「か」に〇をつけてください。

> よきかにへいんそかたれかはおかへかめへきりひさ
> んたかへをぬかいぬふかゆかかひふふりあちのわ

95日目のページに出てきたイラストを思い出してすべて答えてください。
答えは漢字でも、ひらがな、カタカナでもかまいません。

→ 答えは P127

COLUMN

すきま時間にパタカラ体操

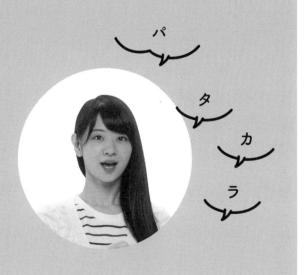

「パ」「タ」「カ」「ラ」の4文字を、はっきりと
なるべく速く言うだけで、食べ物が飲み込みや
すくなったり、発音がよくなったり、口の乾燥
を防いだり、表情まで豊かになります。気がつ
いたときに繰り返し行ってみてください。

[パ] 唇の筋肉が鍛えられ、
　　食べ物を口からこぼさないようになります。
[タ] 顎を動かす筋肉と舌の筋肉を強化。
[カ] 飲み込む力を強化して誤嚥を防ぎます。
[ラ] 口全体の筋肉を鍛えて、
　　食べ物を喉の奥へ運びやすくします。

※1日目は解答はありません

7 日目（p22）

① 1＋2＋3＋4＋5＝15
② 3＋7＋6＋4−5＝15
③ 6＋7−8−2＋3＝6
④ 5＋3＋8−9＋7＝14
⑤ 3＋6＋5−0＋4＝18
⑥ 9＋7−6＋2−5＝7
⑦ 8−4＋12−7＋9＝18
⑧ 7−3＋4＋8−9＋5＝12
⑨ 3−1＋2＋6−4＋7＝13
⑩ 4＋6−8＋3＋5−7＝3
⑪ 8−4＋6−2＋7−3＝12
⑫ 1＋7＋4−3＋4＋2＝15

8 日目（p23）　ハンバーガー

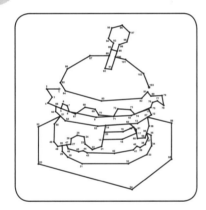

9 日目（p24）

① 枚　柵　格　株　横
② 族　於　旋　旗　施
③ 嫁　好　姫　婚　始
④ 財　賑　賄　贈　賦
⑤ 道　通　進　返　送
⑥ 鰆　鮎　鮭　鮪　鮮　など

2 日目（p17）

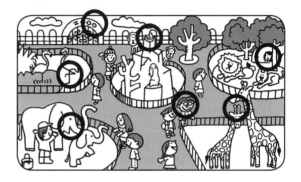

3 日目（p18）

① 3＋5＝8
② 8−5＋3＝6
③ 1＋5＋6＝12
④ 5＋6−7＝4
⑤ 8＋2−3＝7
⑥ 4−3＋8＝9
⑦ 5＋2＋4＝11
⑧ 3＋4−6＝1
⑨ 6×4＝24
⑩ 2×8＋3＝19
⑪ 4×7−7＝21
⑫ 5×6÷3＝10
⑬ 8×9＋7＝79
⑭ 7×6−9＝33
⑮ 8÷4×9＝18
⑯ 4×4×2＝32

4 日目（p19）

① 行　② 理　③ 足　④ 角
⑤ 意　⑥ 材　⑦ 議　⑧ 説

5 日目（p20）

① CAR（車）　② BUS（バス）

6 日目（p21）

① 木に生るもの
② 魚へんがつくと魚の名前になる漢字
③ 黒いもの

15 日目（p30）

①
1	3	2	4	5	6
6	5	4	1	3	2
5	2	3	6	4	1
4	6	1	5	2	3
3	4	6	2	1	5
2	1	5	3	6	4

②
2	3	6	1	5	4
5	1	4	6	3	2
4	6	2	3	1	5
1	5	3	4	2	6
6	2	1	5	4	3
3	4	5	2	6	1

③
5	6	2	1	3	4
3	1	4	2	6	5
2	4	3	6	5	1
1	5	6	4	2	3
6	3	1	5	4	2
4	2	5	3	1	6

④
4	5	2	6	3	1
1	6	3	2	4	5
5	4	6	3	1	2
2	3	1	5	6	4
6	2	4	1	5	3
3	1	5	4	2	6

16 日目（p31）

① ¥2097　② ¥1831
③ ¥1914　④ ¥1001

17 日目（p32）

① 敷設　② 唯　③ 佇
④ 裾　　⑤ 眺　⑥ 身軽

18 日目（p33） A

19 日目（p34）　① B　② C　③ A

20 日目（p35）

① 5＋2＝7
② 8－3＋5＝10
③ 2＋4＋7＝13
④ 7＋2－4＝5
⑤ 9＋4－6＝7
⑥ 7－5＋4＝6
⑦ 3＋1＋6＝10
⑧ 5－2＋6＝9
⑨ 3×7＝21
⑩ 4×5＋3＝23
⑪ 6×8－4＝44
⑫ 7×7－9＝40
⑬ 9×6＋8＝62
⑭ 4×8－6＝26
⑮ 6÷3×8＝16
⑯ 7×3×3＝63

10 日目（p25）

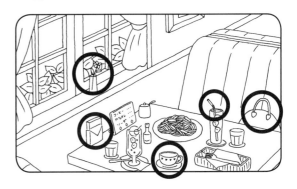

11 日目（p26）　① G　② D　③ A

12 日目（p27）

① 37　② 48　③ 28　④ 44
⑤ 40　⑥ 26　⑦ 44　⑧ 53

13 日目（p28）

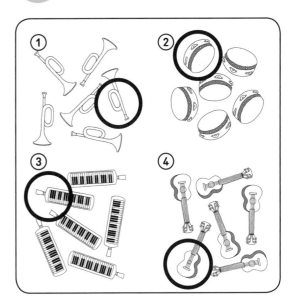

14 日目（p29）

① C　② C　③ B
④ A　⑤ B　⑥ A

26 日目（p41） 大志

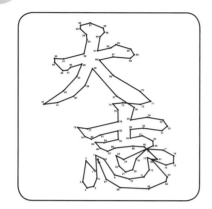

27 日目（p42）

① 仲 仕 仮 使 係
② 組 紙 経 綿 練
③ 猪 猿 猜 獄 狩
④ 波 汁 泣 汗 活
⑤ 場 坊 均 坪 塊
⑥ 駅 駆 駄 駐 験 など

28 日目（p43）

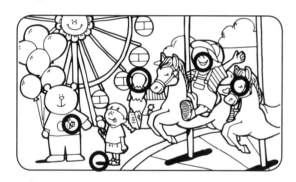

29 日目（p44）

A＋K　B＋N　C＋I　D＋F
E＋J　G＋L　H＋O　M＋P

30 日目（p45）

① 20　② 40　③ 32　④ 44
⑤ 40　⑥ 47　⑦ 43　⑧ 58

21 日目（p36）

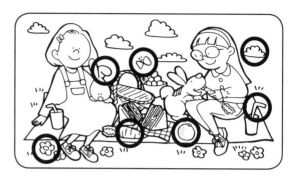

22 日目（p37）

① 腰　② 名　③ 話　④ 花
⑤ 角　⑥ 筋　⑦ 耳　⑧ 足

23 日目（p38）

① DOG（犬）　② CAT（猫）

24 日目（p39）

① 27分　② 21分　③ 35分
④ 83分　⑤ 105分　⑥ 143分

25 日目（p40）

① 1＋3＋5＋7＋9＝25
② 2＋4＋6＋8－1＝19
③ 7＋5－4－2＋3＝9
④ 8＋5＋3－6＋4＝14
⑤ 5＋6＋7－8＋5＝15
⑥ 3＋9－2＋5－3＝12
⑦ 9－7＋4－3＋8＝11
⑧ 4－2＋6＋2－6＋2＝6
⑨ 6－3－2＋9－7＋5＝8
⑩ 2＋5－4＋19－8＝14
⑪ 8－3＋12＋9－8＝18
⑫ 9＋17＋8－15＝19

37 日目（p52） ① C ② A ③ B

38 日目（p53）

① 2＋3＝5　　② 9−5+7＝11
③ 6+1+7＝14　④ 8+4−6＝6
⑤ 5+4−2＝7　⑥ 7−3+9＝13
⑦ 4+1+5＝10　⑧ 3−1+5＝7
⑨ 4×5＝20　　⑩ 2×3+4＝10
⑪ 5×2−6＝4　⑫ 7×5−5＝30
⑬ 6×5+4＝34　⑭ 5×4−3＝17
⑮ 8÷2×4＝16　⑯ 2×3×4＝24

39 日目（p54）

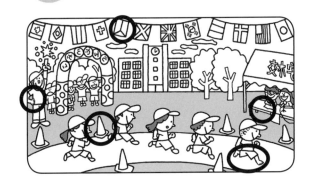

40 日目（p55）

① 順　② 素　③ 番　④ 段
⑤ 見　⑥ 禁　⑦ 様　⑧ 知

41 日目（p56）

① EAT（食べる）　② JAM（ジャム）

42 日目（p57）

① 赤いもの
② パンの種類（○○パン）
③ 最後に「頭」がつく言葉

31 日目（p46）⑤

32 日目（p47）

① C ② B ③ C ④ A ⑤ C ⑥ A

33 日目（p48）

①
6	4	1	2	5	3
5	2	3	1	4	6
3	1	5	4	6	2
2	6	4	3	1	5
4	3	6	5	2	1
1	5	2	6	3	4

②
3	5	2	6	4	1
6	4	1	5	3	2
1	2	6	4	5	3
5	3	4	2	1	6
2	1	5	3	6	4
4	6	3	1	2	5

③
2	1	4	5	6	3
6	5	3	4	2	1
1	4	5	6	3	2
3	6	2	1	5	4
5	2	1	3	4	6
4	3	6	2	1	5

④
1	4	5	3	6	2
3	6	2	1	4	5
2	1	3	4	5	6
4	5	6	2	3	1
6	2	4	5	1	3
5	3	1	6	2	4

34 日目（p49）

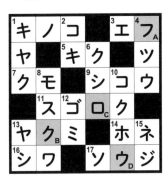

35 日目（p50）

① D ➡ H ➡ I ➡ J ➡ N
② A ➡ B ➡ F ➡ J ➡ K

36 日目（p51,p116）

ノート、ツバメ、カンナ、ダイコン、
ポロシャツ、本棚、皮むき、新幹線

p116の「ぬ」は9個あります。

46 日目（p61）

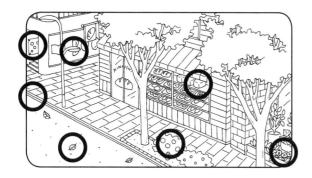

47 日目（p62）

① 47　② 42　③ 40　④ 41
⑤ 51　⑥ 49　⑦ 48　⑧ 45

48 日目（p63）

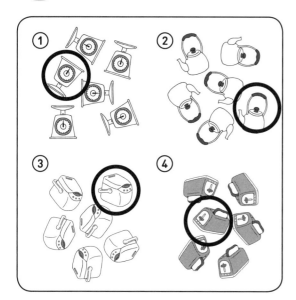

49 日目（p64）

① A　② C　③ B
④ A　⑤ B　⑥ C

43 日目（p58）

① 2＋3＋5＋7＋6＝23
② 4＋2＋8＋5－1＝18
③ 5＋2－6－1＋8＝8
④ 9＋1＋3－6＋4＝11
⑤ 1＋7＋3－4＋2＝9
⑥ 3＋5－6＋2－3＝1
⑦ 8－6＋3－4＋5＝6
⑧ 9－3＋5＋7－4＝14
⑨ 6＋3－5－3＋16－2＝15
⑩ 3－2＋15－5＋6－12＝5
⑪ 8－4－2＋5－6＋2＝3
⑫ 3＋6＋8－3－6＋16＝24

44 日目（p59）トロフィー

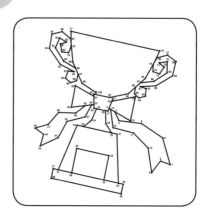

45 日目（p60）

① 計　証　訶　訪　誰
② 轟　輩　軒　軽　転
③ 粉　粋　粒　料　糀
④ 庭　店　床　広　座
⑤ 襟　襖　裕　袖　補
⑥ 只　品　吸　吹　味　など

56 日目（p71）

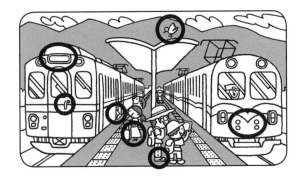

57 日目（p72）

① 根　② 山　③ 肩　④ 口
⑤ 風　⑥ 首　⑦ 時　⑧ 水

58 日目（p73）

① ARM（腕）　② LIP（唇）

59 日目（p74）

① $5+8+3+6+2=24$
② $2+4+3+7-5=11$
③ $6+8-4-3+6=13$
④ $1+3+5-7+8=10$
⑤ $4+2+6-5+9=16$
⑥ $3+8-4+6-5=8$
⑦ $9-3+6+5-4+3=16$
⑧ $8-7+6+5-4+3=11$
⑨ $7-4+6-5+8-3=9$
⑩ $17+8-9+7=23$
⑪ $7-2+12+6-4=19$
⑫ $16+5+23-7=37$

60 日目（p75）

① 30分　② 18分　③ 50分
④ 47分　⑤ 77分　⑥ 123分

50 日目（p65）

①
5	4	6	2	1	3
1	2	3	5	6	4
6	3	1	4	2	5
4	5	2	1	3	6
3	1	4	6	5	2
2	6	5	3	4	1

②
2	6	4	3	5	1
3	5	1	2	6	4
1	3	2	6	4	5
5	4	6	1	3	2
6	1	5	4	2	3
4	2	3	5	1	6

③
4	1	5	2	3	6
6	3	2	5	4	1
1	6	3	4	2	5
2	5	4	6	1	3
5	4	1	3	6	2
3	2	6	1	5	4

④
6	2	1	5	4	3
4	5	3	6	1	2
1	4	5	3	2	6
3	6	2	1	5	4
2	1	6	4	3	5
5	3	4	2	6	1

51 日目（p66）

① ¥1359　② ¥1023
③ ¥1945　④ ¥1748

52 日目（p67）

① 焦燥　② 嫌悪　③ 神経衰弱
④ 辛抱　⑤ 浮浪　⑥ 何故

53 日目（p68）　B

54 日目（p69）　① B　② A　③ C

55 日目（p70）

① $2+4=6$　② $9-7+6=8$
③ $3+4+7=14$　④ $7+6-2=11$
⑤ $1+5-4=2$　⑥ $6-3+9=12$
⑦ $4+5+1=10$　⑧ $5-3+9=11$
⑨ $8\times5=40$　⑩ $3\times4+5=17$
⑪ $5\times6-7=23$　⑫ $7\times6-5=37$
⑬ $2\times8+4=20$　⑭ $4\times4+5=21$
⑮ $8\div2\times3=12$　⑯ $3\times3\times3=27$

67 日目（p82） ③

68 日目（p83）

①
1	4	3	2	5	6
6	2	5	4	3	1
3	5	1	6	2	4
2	6	4	3	1	5
4	1	2	5	6	3
5	3	6	1	4	2

②
6	5	2	3	1	4
3	4	1	6	2	5
2	3	6	5	4	1
4	1	5	2	6	3
1	2	3	4	5	6
5	6	4	1	3	2

③
3	5	1	4	6	2
4	2	6	3	1	5
2	6	3	1	5	4
1	4	5	6	2	3
5	1	4	2	3	6
6	3	2	5	4	1

④
2	1	6	5	3	4
3	4	5	6	1	2
5	2	1	4	6	3
4	6	3	1	2	5
1	5	2	3	4	6
6	3	4	2	5	1

69 日目（p84）

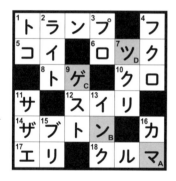

マ	ン	ゲ	ツ

（満月）

70 日目（p85） ① E ② B ③ D

71 日目（p86）

① 3＋5＝8　　② 5－3＋8＝10
③ 4＋2＋5＝11　　④ 2＋5－4＝3
⑤ 9÷3＋5＝8　　⑥ 7－2＋6＝11
⑦ 2＋1＋6＝9　　⑧ 6－4＋5＝7
⑨ 7×7＝49　　⑩ 4×2＋5＝13
⑪ 3×4－5＝7　　⑫ 6×3－9＝9
⑬ 5×6＋7＝37　　⑭ 9×4＋3＝39
⑮ 8÷4×6＝12　　⑯ 4×5×6＝120

61 日目（p76） 白夜

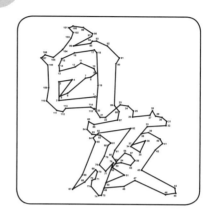

62 日目（p77）

① 申　町　画　留　畳
② 科　秋　秘　移　稲
③ 脈　脂　膳　臓　脳
④ 碧　碁　砂　硬　磁
⑤ 為　点　烈　煮　然
⑥ 釘　釣　鉄　釧　鈔　など

63 日目（p78）

① 26　② 41　③ 45　④ 35
⑤ 32　⑥ 50　⑦ 43　⑧ 53

64 日目（p79,P116）

イチゴ、チョウ、クマ、靴下、
カッター、カスタネット、タマネギ、ウメ
p116の「へ」は10個あります。

65 日目（p80）

① D ➡ E ➡ I ➡ M ➡ N
② A ➡ E ➡ I ➡ J ➡ K

66 日目（p81）

① A ② B ③ C ④ B ⑤ A ⑥ C

77 日目（p92） 白鳥

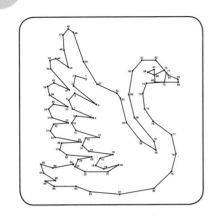

78 日目（p93）

① 禁　祭　祈　祝　福
② 県　省　相　睡　睫
③ 蚕　蛍　虹　蛙　蝶
④ 峯　岳　島　崎　岬
⑤ 弔　強　張　弘　弦
⑥ 忖　性　悔　情　慢　など

79 日目（p94）

① 44　② 44　③ 40　④ 35
⑤ 48　⑥ 41　⑦ 38　⑧ 32

80 日目（p95）　B

81 日目（p96）

① 激怒　② 邪悪　③ 未明
④ 花婿　⑤ 御馳走　⑥ 竹馬

82 日目（p97）

① A　② B　③ C
④ B　⑤ A　⑥ B

72 日目（p87）

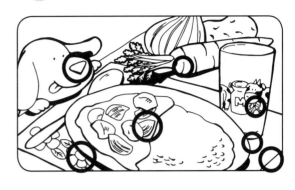

73 日目（p88）

① 帳　② 童　③ 報　④ 計
⑤ 念　⑥ 居　⑦ 末　⑧ 歌

74 日目（p89）

① FLY（飛ぶ）　② SKY（空）

75 日目（p90）

① 3＋4＋1＋6＋5＝19
② 2＋4＋5＋3－6＝8
③ 6＋5－4－2＋8＝13
④ 1＋2＋7－9＋3＝4
⑤ 4＋8＋7－9＋5＝15
⑥ 5＋7－6＋4－2＝8
⑦ 7－5＋3－1＋6＝10
⑧ 8－1＋3＋6－8＋5＝13
⑨ 6－3＋5＋9－7＋4＝14
⑩ 9＋8－2＋5－17＝3
⑪ 6－2＋7＋15－4＝22
⑫ 23＋4＋7－19＝15

76 日目（p91）

① 祝日の名前　② 頭に「指」がつく
③ 体の部位が入っている
　（すね、でこ、くび、かた）

87 日目（p102）

① $5+1=6$　　② $9-3+2=8$
③ $5+7+3=15$　④ $8+2-6=4$
⑤ $4+3-5=2$　⑥ $7-6+9=10$
⑦ $3×2+4=10$　⑧ $6-2+1=5$
⑨ $8×8=64$　　⑩ $9×9+5=86$
⑪ $9×8-7=65$　⑫ $6×5-4=26$
⑬ $8×2+6=22$　⑭ $7×6-5=37$
⑮ $9÷3×9=27$　⑯ $4×4×4=64$

88 日目（p103）

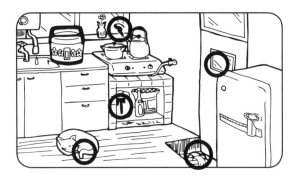

89 日目（p104）

① 鼻　② 筆　③ 馬　④ 石
⑤ 腕　⑥ 肝　⑦ 猫　⑧ 胸

90 日目（p105）

① **NEW**（新しい）　② **OLD**（古い）

91 日目（p106）

① $1+5+3+7+1=17$
② $2+6+5+8-9=12$
③ $3+8-2-6+4=7$
④ $4+7+9-2+1=19$
⑤ $5+8+5-4+6=20$
⑥ $6+1-7+5-3=2$

83 日目（p98）

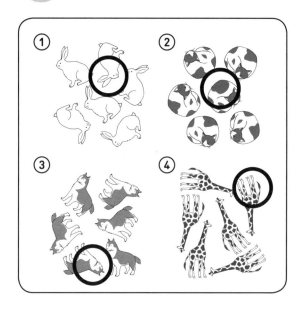

84 日目（p99）

①
5	1	3	2	6	4
4	2	6	3	1	5
1	3	4	6	5	2
2	6	5	1	4	3
3	5	1	4	2	6
6	4	2	5	3	1

②
4	3	6	5	2	1
5	2	1	4	3	6
6	4	5	2	1	3
3	1	2	6	4	5
1	5	4	3	6	2
2	6	3	1	5	4

③
1	6	3	4	2	5
4	5	2	3	1	6
5	4	1	6	3	2
3	2	6	1	5	4
2	1	4	5	6	3
6	3	5	2	4	1

④
3	4	6	1	5	2
5	2	1	6	3	4
6	5	2	3	4	1
1	3	4	5	2	6
2	6	3	4	1	5
4	1	5	2	6	3

85 日目（p100）

① ¥2281　② ¥1948
③ ¥895　　④ ¥1492

86 日目（p101）

A＋H　B＋J　C＋O　D＋I
E＋G　F＋P　K＋M　L＋N

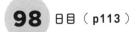

98 日目（p113）

①
2	5	4	3	1	6
6	1	3	5	4	2
4	6	1	2	3	5
5	3	2	4	6	1
3	2	6	1	5	4
1	4	5	6	2	3

②
6	1	5	3	2	4
2	3	4	5	1	6
3	2	1	4	6	5
4	5	6	1	3	2
5	6	3	2	4	1
1	4	2	6	5	3

③
5	2	3	4	1	6
6	4	1	2	3	5
1	5	4	6	2	3
2	3	6	1	5	4
3	6	2	5	4	1
4	1	5	3	6	2

④
1	4	2	5	3	6
5	6	3	1	2	4
4	2	5	3	6	1
6	3	1	2	4	5
3	1	6	4	5	2
2	5	4	6	1	3

99 日目（p114）

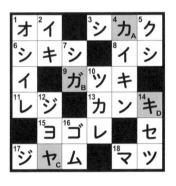

（輝き）

100 日目（p115）

① F ② H ③ C

101 日目（p129）

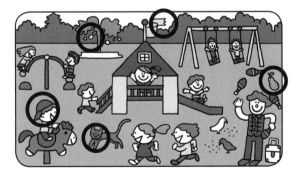

⑦ $7-4+8-5+3=9$
⑧ $8-2+3+5-8+9=15$
⑨ $9-7+8+5-2+6=19$
⑩ $10+8-4+6-8=12$
⑪ $11-7+4+8-5=11$
⑫ $12+35+6-4=49$

92 日目（p107）

① 41分　② 22分　③ 147分
④ 139分　⑤ 42分　⑥ 70分

93 日目（p108）

① 玩　理　現　瑠　琴
② 競　章　堅　竟　端
③ 芝　若　茶　菓　菊
④ 安　官　実　客　宿
⑤ 竿　笛　筆　節　箸
⑥ 制　削　剣　副　利　など

94 日目（p109）

① 31　② 43　③ 59　④ 56
⑤ 32　⑥ 43　⑦ 54　⑧ 48

95 日目（p110,p117）

サクラ、ハチ、キリン、メロン、
ラッパ、洗濯機、ウグイス、手

p117の「か」は10個あります。

96 日目（p111）

① B ② C ③ C ④ A ⑤ C ⑥ B

97 日目（p112）　②

鎌田實の
大人の健脳ドリル101

2021年10月30日初版発行
2023年6月30日四版発行

監修　鎌田　實

発行所　株式会社EDITORS
東京都世田谷区玉川台2-17-16-2F
電話　03(6447)9450

発売元　株式会社二見書房
東京都千代田区神田三崎町2-18-11
電話　03(3515)2311［営業］

印刷・製本　株式会社堀内印刷所

落丁・乱丁はお取り替えいたします。
定価は表紙に表示してあります。

©株式会社EDITORS2021, Printed in Japan
ISBN978-4-576-21500-6
https://www.futami.co.jp

本書は2020年10月に株式会社枻出版社より
発行された『鎌田實の大人の健脳ドリル101』を
復刊させたものです。

Editor
加藤三惠子　　Mieko Kato

Creator
アライマリヤ　　Mariya Arai
大石真規子　　Makiko Oishi
大岡越前　　　Echizen Ooka
カワチ・レン　　Ren Kawachi
TAMACO　　　Tamaco

Model
絃ユリナ　　　Yurina Ito
（株式会社styleoffice）

Photographer
清水朝子　　　Asako Shimizu
宮田浩司　　　Koji Miyata

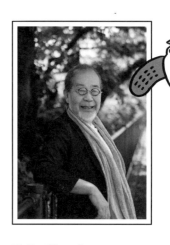

監修 鎌田實

1948年東京生まれ。内科医。作家。東京医科歯科大学医学部卒業。諏訪中央病院名誉院長。地域包括ケア研究所所長。長野県を長寿で医療費の安い地域へと導き、日本各地で"健康寿命を延ばす"ための講演や活動を行う。『図解 鎌田實医師が実践している認知症にならない29の習慣』（朝日出版社）、『鎌田實の大人のうきうき健脳ドリル101』（弊社）など、著書多数。日本チェルノブイリ連帯基金理事長、日本・イラク・メディカルネット代表も務める。

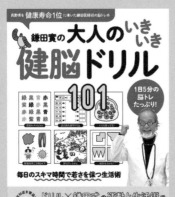
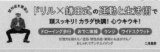
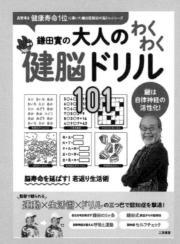
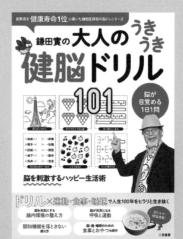